AQUARIUS

AQUARIUS

AQUARIUS

AQUARIUS

Vision

一些人物，
一些視野，
一些觀點，
與一個全新的遠景！

從預防、理解到遠離，
失智症權威醫師教你從此不再害怕它！

假如我得了失智症

【台北榮總神經內科】王培寧醫師
【國內失智症權威】劉秀枝醫師

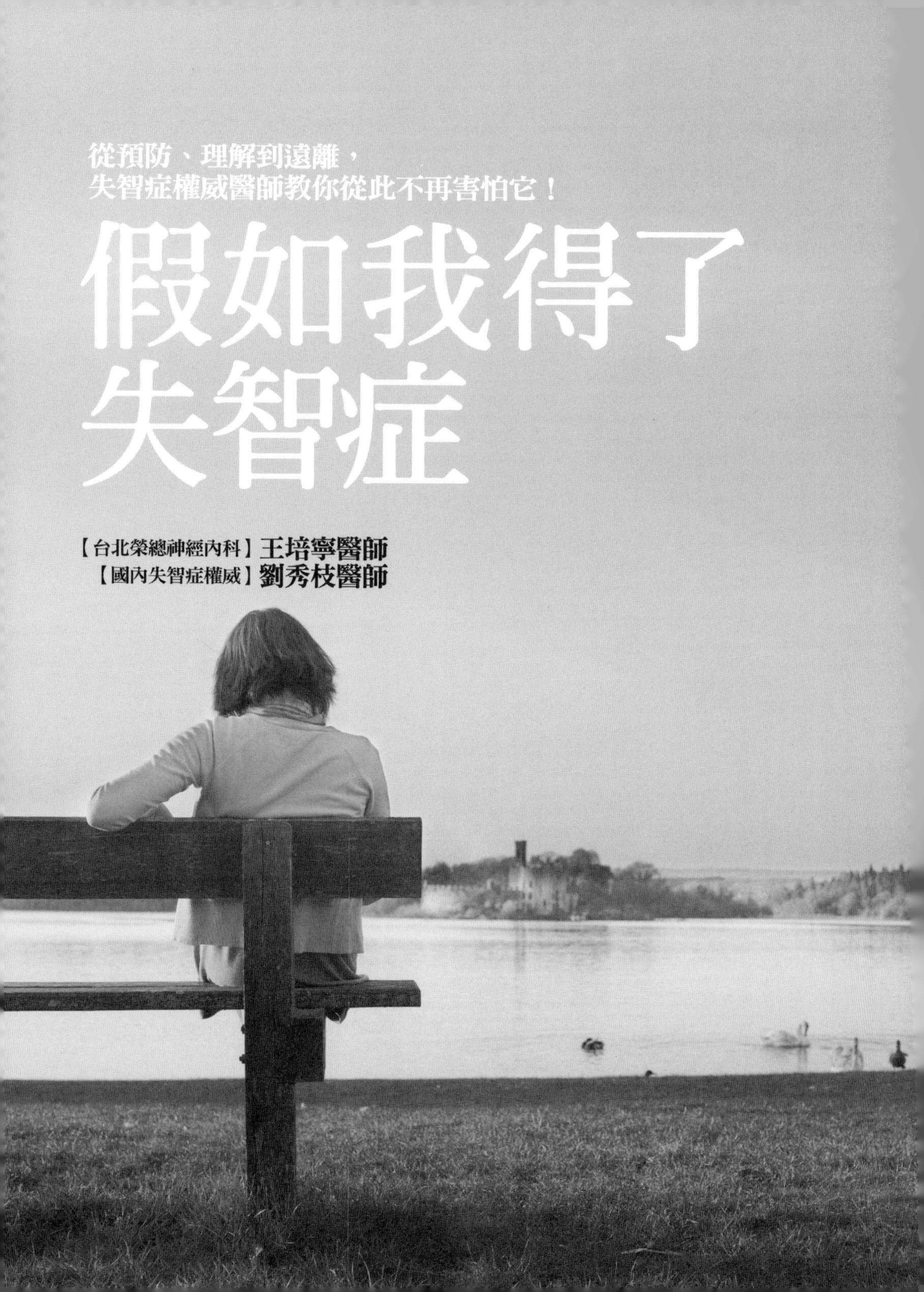

【推薦序】

擔心失智症嗎？讀這本書就對了！

文◎【國立陽明大學醫學系系主任
台北榮總神經醫學中心副主任】王署君教授

很高興劉秀枝主任與王培寧教授又有新書《假如我得了失智症》發表，也很榮幸本書在付梓前可以先睹為快。承襲先前幾本書的特色，這本書也是有例子、有醫學新知，加上豐富的臨床經驗，將最新且最有影響的醫學研究，用簡單生動的文字說清楚講明白，一口氣讀完之後，覺得功力大增，相信對我未來在照顧失智症病患，有非常大的幫助。

失智症，特別是阿茲海默症已經是大多數中老年人的夢魘，隨著高齡社會的來臨，病人數逐漸增加，幾乎是無法避免。除了擔心父母會不會得到失智症，也擔心自己會不會得到，更擔心這個病會不會遺傳，甚至配偶會不會有較高的機率患病。這些病患、家屬或是自覺記憶力不好的一般人常常要面對的切身問題，本書作者以簡單易懂的Q&A方式，一一的為讀者解答。

失智症是可以預防的嗎？我想在現今藥物療效不如預期，而新藥發展又受挫的情況下，預防可能是最可行的路。作者點出維他命E與銀杏這些號稱改善腦循環的藥物是沒用的，甚至還有害處。同時，作者提到一些預防失智症的方法，特別是一些生活習慣與食物，非常值得害怕失智症的人好好閱讀。

提到失智症，很多人想到的都是後來悲慘的神智不清、臥床與失禁，但是本書作者卻告訴我們，在疾病惡化之前，患者仍有幾年記憶僅僅有些減退，還是可以規畫很多自己想做的事，比如說如何享受當下、品嘗美食與旅遊等等。書中提及作者一位朋友還是繼續打著自己喜歡的小白球，坦然面對自己的疾病，並未被疾病打倒。

最後我要附和作者提及的人體研究。這幾年來，除了癌症之外，很多臨床研究和藥物的臨床試驗，包括失智症，病人或家屬都不太想加入研究，擔心自己成了白老鼠，這使得台灣患者在國際性大規模新藥試驗的人數不足。本書作者提到美國的修女研究，那些豁達的修女如何看待人體研究，如何犧牲奉獻。在我們享受別人奉獻而得來的醫學成果的同時，這是值得省思的問題。

看完了這本書，該考考記憶力了。我想千萬不能忘記作者告訴我們遠離失智症的「密技」，那就是「多動腦」和「多運動」，如果這兩件事都做不到，就要「多吃咖哩」！

【推薦序】

我的特大女兒

文◎【台大數學系】張鎮華教授

我有兩個女兒，半輩子住在「女生宿舍」。三十年前我太太的一位同事戲稱我有三個女兒，後來我總是隨身攜帶她們三個人的照片，方便親朋們欣賞她們。

沒想到，幾年前老天爺跟我們家開了一個玩笑，出了一道難題，讓我太太在五十七歲的時候得了失智症！一開始，我驚慌失措，怎麼也想不到一向聰敏的她會得到這種病，要是有人會得，也應該是我這個丟三忘四的人才對。雖然知道很難去面對，但我還是告訴了太太這個事實，並且一心想著接下來的日子要怎麼照顧她。

當她炒菜時，我在一旁提醒她要放鹽；她還記得菜市場怎麼去，但是再多走個幾分鐘的距離就沒辦法了。她的大腦生了病，不過沒關係，我來充當她的另一個大腦。從她生病開始，我們的人生起了大轉折，然而這未嘗不是一種幸福。過去我們兩人都非常忙，相處的時間很有限，反倒是現在，才真正過起了「兩人世界」。我知道終有一天她會忘了我，但在那一天來臨之前，我們所能把握的就是此時此刻。

幸運的是，發病之初，我們得到貴人指點，接受台大醫院神經部邱銘章醫師的診療，我太太除了每天早晚按時服藥之外，並遵守邱醫師的三大祕訣：「運動到流汗、飲食清淡、多與人群接觸」，經過三年多，一直保持沒有退化的狀況。

在邱醫師介紹下，我們參加了台灣失智症協會辦的各種講座課程。令我感動的是，有一群人默默為我們做了很多事，特別是協會的湯麗玉祕書長，早年捨去當醫生的機會，十多年來陪伴協會成長至今。現在又看到王培寧及劉秀枝兩位醫師在百忙中撰寫本書，深深覺得，住在台灣的我們真幸福，擁有這樣豐沛的醫療資源和社會支援。

兩位作者以專業的角度，透過各種案例及數據，解釋有關失智症的警訊、原因、種類、用藥、非藥物治療、照護和迷思等議題，是一本兼顧專業又易懂的實用書，提供大眾許多失智症的有用知識。

書中一開始列舉失智症的十大警訊，對沒經驗的人幫助很大。當年我並沒有這些知識，有一天太太帶回文件要我幫她讀，我才覺得不對，但也不懂何處不對，幸好我不避諱地跟同事提及我的困擾，她先生熱心幫忙尋找邱醫師診療，才確認問題。正常老化、輕度認知障礙和失智症的表徵類似，一般人可能不易分辨，如果懷疑家人有失智的症狀時，最好找專業醫生診斷，才能早期發現，正確診斷，適時治療。

坊間流傳咖哩和椰子油能治療阿茲海默症，書中也告訴我們這些都是實驗中未經證實的方法。前一陣子網路上盛傳椰子油的神奇功能，好心的朋友猛轉寄資料，甚至直接買椰子油送來，後來報紙報導說椰子油含高量脂肪酸，容易引起心臟病，不要未蒙其利先受其害。本書介紹我們，多沙拉、堅果、番茄、魚、家禽、十字科蔬菜、水果與深綠葉蔬菜，而少乳酪、奶油、紅肉，對阿茲海默症有保護作用；另外，勤運動、多與人相處、擁有簡單又容易維持的嗜好、唱歌等都有很好的效果。

從家屬的角度來說，照護是個重要的議題。失智症患者能力退化、動作變慢、胃口變差、個性改變，逐漸回到小孩階段。以我太太為例，她現在已真正成為我的特大女兒，為了照顧她，要發展出各種勸她進食的招式，要當她的祕書幫她記錄朋友的約會，要陪伴她做飯盡量保持她既有的能力，於是我們相處的時間增長，這算是彌補我們年輕時各自忙碌的不足。要照顧好她，一方面要保養好自己的體力，二方面要調整好凡事平常心、歡樂心，失智症患者很容易學習照顧者，你快樂她也會隨著快樂。其他人幫忙照顧也很重要，例如我岳母住在我家樓上，我出差時她都能適時協助陪伴我太太；遠在美國的女兒，也常通過iPad和媽媽聊天，以解她思念女兒之情。

這本書中有許多精采內容，相信它能幫助許多人，正確地診斷出他們的失智症狀，讓患者及時接受適當的治療，而家屬也能以更輕鬆自在的方式照顧失智親人。

（張教授的妻子嚴劍琴博士是中華電信MOD前處長，有「台灣MOD之母」之稱，五十七歲時罹患早發型阿茲海默症，張教授是妻子的主要照顧者。）

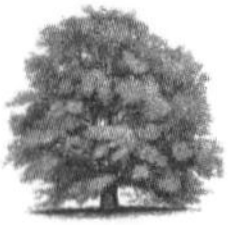

【自序】

預防是最好的治療

文◎王培寧醫師

恩師劉秀枝教授和我合著的第一本書《別等失智上身》在二〇一〇年出版後，在門診接到了許多病人和家屬的支持與鼓勵，也深切地感受到讀者對這類書籍的殷殷期盼！

本以為應該至少五年後才會有足夠的新資訊，與讀者們分享失智症的新觀念和新發展趨勢，但失智症在這兩、三年中有了相當多的研究突破。一些期待中的藥物試驗的結果發表了，雖然結果並不盡如人意，但卻也加速了大家對早期診斷和早期治療失智症的重視。

其中最重要的一件事就是在二〇一一年，美國國家老年研究院與阿茲海默症協會聯合發表了阿茲海默症新的診斷標準與建議，在這個新的診斷標準中，對阿茲海默症病程在概念上有了非常大的改變。專家們整合了這十幾年來研究的成果，提出了不同於以往對失智症診斷上的概念。阿茲海默症的病程其實從相關的病理變化在大腦內開始出現時，就已經在進行。此病程在十多年間於大腦內持續進行並逐漸惡化，直至病程發展到晚期，大腦無法繼續勉力維持功能後，最終表現出了失智的症狀。所以臨床上出現明顯認知功能退化影響到日常生活功能而被診斷出失智症時，大腦內的病理變化已相當嚴重，不易治療。如何在患者只有輕度認知功能衰退，但還沒出現明顯失智症狀時，就找出危險因子並給予早期防治上的建議，就成為目前治療上努力的重點。

大家都希望能夠預防失智症的發生，報章媒體上也常談到國外研究的新發現，但常局限於時間和篇幅的緣故，無法將這些研究做完整的解讀。而且也因資料較零散，所以難以對失智症的防治有完整性的概念。在本書中集結了一些大家常談論的議題，如：銀杏是否可治療失智症？吃咖哩有效嗎？椰子油為何會被提到可治療失智症呢？這些問題在本書中都會為大家整理討論。

由於台灣人口的快速老化，不管是政府還是社會大眾都對失智症越趨重視。衛生福利部在二〇一三年八月提出了「失智症防治照護政策綱領」，同時也允諾要將失智症列為台灣衛生政策的重要議題之一。但在還沒有藥物可有效地逆轉或阻止失智症病程的現時，預防就是最好的治療，希望此書中的內容可以給大家一些建議和方向。

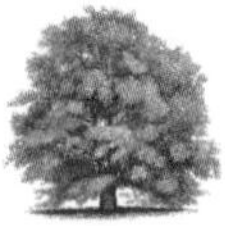

【自序】動腦學習，預防失智

文◎劉秀枝醫師

我熱愛醫學，退休後更有時間悠遊於浩瀚的醫海中，並有幸能把醫學新知和心得感懷發表於《康健》雜誌和《聯合報》「元氣周報」的每月專欄，然後轉載於自己的部落格（http://blog.xuite.net/hcliujoy/blog），希望能被廣泛閱讀。

本以為網路如此發達，如此一來，即可達到與大眾分享並做為醫病橋梁的目的。然而，「寶瓶文化」的朱亞君總編輯告訴我，並非所有的銀髮族都會上網，而且網路所搜尋的資料往往沒有連貫與整體性。的確，我雖然每天都上網尋求新知，但更享受的是一書在手，加上一杯好茶細細品味，或在捷運、公車上可以隨時翻閱，正如阿拉伯的諺語「書本就好像口袋裡的花園」，攜帶方便，隨手可欣賞體會。因此，已步入老年社會的台灣，再出版一本有關失智症的書籍有其必要，不僅是讓擔心失智症的銀髮族參考因應，更讓中年兒女對長輩未來的長期照護有所警覺，並對自己如何預防失智未雨綢繆。

本書收錄了繼二〇一〇年與王培寧醫師合著的《別等失智上身》之後發表的有關失智症的文章，加上亞君總編輯從多年前出版，現已絕版的《當父母變老——關心失智症、中風及其他神經疾病》和《聰明活到一百歲》中挑選的幾篇，經過培寧醫師以其專業素養重新審閱、修改、增刪和編排，使之符合醫療現況。培寧醫師更為文撰寫，增添了數篇文章，讓本書內容更為完整。

長久以來，我的文章在發表之前都經李佩詩和林幸慧小姐的潤飾，讓文章通順達意，也經培寧醫師過目修改，以確保內容專業，不會誤導讀者。多年來，承蒙《康健》雜誌李瑟總編輯和蔡菁華小姐、「元氣周報」康錦卿主任和王郁婷小姐的鼓勵和幫忙，讓我能持續發表文章，在此一併致謝。

其實，學習新知，吸收反芻，應用於生活上，並撰寫成文，與人分享，即是在儲備知能存款，是預防失智症最好的方法，與讀者們共勉之。

【Q&A】關於失智症，我最關心的十二個問題

Q1：失智症就是阿茲海默症嗎？

A：依病因的不同，失智症大致可分為「退化性」和「血管性」兩大類，還有少數是因其他疾病如腦瘤、感染、甲狀腺功能異常等所造成。

大部分患者都屬於「退化性失智症」，其中最常見的是阿茲海默症，佔所有失智症的六成左右，所以在談到失智症時，常以阿茲海默症為例。其他的「退化性失智症」有：路易氏體失智症、額顳葉失智症等。至於「血管性失智症」，則因腦中風或慢性腦血管病變所引起。

Q2：阿茲海默症和帕金森氏症有什麼不同？

A：阿茲海默症是最常見的大腦神經退化性疾病，其次是帕金森氏症。兩者的病因和症狀各不相同，屬於「退化性失智症」的阿茲海默症主要是記憶減

退，帕金森氏症則以行動不便為主，此外，也有帕金森氏症合併失智症的情況。兩者均無法根治，帕金森氏症的藥物治療效果較好，服藥後症狀大多有改善，但阿茲海默症的藥物只是延緩認知功能退化的速度，少有明顯的進步。

Q3：記憶力不好是失智症的前兆嗎？

A：記憶力不好，可能是因疲勞、壓力、工作過度、資訊過量、焦慮、憂鬱、身體狀況不佳或藥物等影響。但如果剛獲得的資訊常常馬上就忘記，連旁人幫忙提醒都不太有印象，則有可能是失智症早期的徵兆。例如：會不自覺地重複詢問同樣的事情，忘記重要的日期或活動；漸漸地，根本不記得自己將事情記在何處，甚至只能依賴家人幫忙提醒。

Q4：年紀大了就一定會得到失智症嗎？

A：六十五歲以上的人約有百分之五會得失智症，但也有六十五歲前發病的早發型失智症，所以，絕對不是老了就一定會失智！多動腦、多運動、多交朋友，甚至做家事、唱KTV，都可以預防失智症！

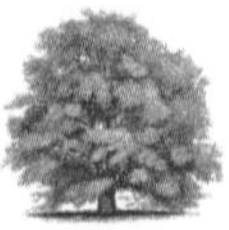

Q5：失智症等老了再來預防就可以？

A：預防失智症要趁早！以阿茲海默症為例，腦內病變早在失智症狀出現的十幾年前就已開始，不正常的病變漸漸累積，破壞了大腦，造成認知功能減退，終於不堪負荷而出現病徵！所以要預防老來失智，必須在中年，甚至青年時期就好好保養。

Q6：輕度失智症患者能繼續工作嗎？

A：重複性高的簡單工作較沒問題，輕度失智的主要症狀是近期記憶減退，雖然無法學習新知或新技能，反應不夠快，但是個性大致不變，原有的經驗和能力也還在。不過，需以安全為優先，還要衡量工作壓力、同事的態度等。

Q7：我會得到媽媽的阿茲海默症嗎？

A：阿茲海默症患者的直系家屬，罹病的機率約是一般人的兩倍，所以父親或母親有阿茲海默症，子女得到的機率也許高一些，但並不一定會得到，所以與其過分擔心是否會得病，不如從中年時就提早開始預防！

Q8：家人失智，我該做遺傳檢測嗎？

A：常見的六十五歲以後才發病的「散發性阿茲海默症」病人的家屬，不需要做遺傳檢測；早發型且有明顯家族史的失智症病人的家屬，才需考慮做遺傳檢測。每個人都有選擇是否做檢測的權利，甚至檢測了之後，也仍有選擇要不要知道檢查結果的權利，無論選擇為何，都要受到尊重。不過，對於患者的未成年子女，一般都是建議等到他們成年後再自己決定。

Q9：丈夫失智了，身為妻子的我也會嗎？

A：失智症是不會傳染的，不過身為主要照顧者的人，往往容易焦慮、憂鬱、少運動、缺少社交活動等，這些都是失智症的危險因子。因此，照顧工作應該盡量請家庭成員共同分擔，最重要的是先把自己照顧好，才不會兩個人一起倒下。

Q10：得了癌症，就比較不會得阿茲海默症？

A：癌症是細胞不正常的過度增生，阿茲海默症則是腦細胞的凋零死亡，按理來說，這兩個細胞存活力完全相反的疾病應該很難共存。事實上，也有研究發現癌症患者得阿茲海默症的機率較低，而阿茲海默症患者罹癌的比例也較低。

Q11：咖哩和椰子油可以預防或治療阿茲海默症嗎？

A：咖哩的主要成分是薑黃素，雖然在動物實驗中，發現薑黃素可以抑制造成阿茲海默症的大腦病變，但在臨床試驗上還無法證實。至於椰子油的療效，目前主要來自個人經驗和動物實驗，所以也無法證實，因此還是保守為宜。

Q12：維他命E可以預防阿茲海默症嗎？

A：的確有研究顯示，長期服用富含維他命E等抗氧化劑的食物，可以減少認知功能退化和預防阿茲海默症的發生。但是，多從深色蔬菜、水果、橄欖油中獲得這些成分，再加上定期而適當的運動，才是「天然的尚好」。

【前言】假如我得了阿茲海默症

阿茲海默症由輕度慢慢進展到重度可長達八到十二年，在最初輕度的三至五年間，認知功能減退的情況並不嚴重，還是可以享受生活，完成未了心願。

假如有一天，我是說「假如」，目前我並沒有忘東忘西、丟三落四的徵兆。但是如果不是現在，將來得到阿茲海默症的機會有多大？

六十五歲以上的人約有百分之五會罹患失智症，其中六成是阿茲海默症，且罹患率隨著年齡而增加。假設沒有意外發生，當我活到台灣女性的平均壽命八十三歲，罹患失智症的機會就高達百分之二十。如果我得了阿茲海默症，天不會因我而變色，世界也不會因我而停止運轉，但我的家人卻會大受影響，我的人生風景也將不同，因此我得好好思考，計畫一下。

在未來，相信我被診斷出阿茲海默症時，應該還只是輕度，因此我希望醫師對我據實以告，讓我好好規畫。如果診斷確定，我會接受治療，**雖然目前阿茲海默症無法根治，藥物也無法停止大腦的退化，但有五成的機會可以讓認知功能減退的速度慢一點**。而且阿茲海默症的藥物研發蓬勃發展、日新月異，說不定哪天會有突破，因此需要定期追蹤，與醫師保持聯繫，以得到最新醫學訊息。如果有新藥臨床試驗，在條件符合且家人可以配合下，和醫師討論並閱讀同意書後，我會考慮參加。畢竟這是個機會，而且新的試驗用藥如果沒有病患的參與以證實療效，則無法上市，就無法嘉惠更多的病患。

我會有醫師開立的診斷書和身心障礙證明，必要時可以申請外勞看護，萬一有財務或法律問題時，也會有所幫助。因此要找個可以信賴的人（至親、摯友，甚至會計師、律師）幫我做財務規畫，並且幫忙預立遺囑，以及決定將來病重時是否要接受心肺復甦術等。

阿茲海默症由輕度慢慢進展到重度可長達八到十二年，在最初輕度的三至五年間，認知功能減退的情況並不嚴重，還是可以享受生活，完成未了心願。由這個角度來看，阿茲海默症有它的慈悲，只要接受它，調整心態，會有充分的時間適應。我會與家人多多相聚，尤其是長大後各自成家立業的兄弟姊妹們，不僅可以凝聚親情，還可以修復關係。

我可以閱讀報章雜誌、看電視劇或電影，只是內容看過可能很快會忘掉。我可以旅遊，但需人作陪，而且以後恐怕也不記得景點。我可以感受劇情，欣賞美景、品嘗美食，享受當下的快樂時光，做一個真正活在當下的人。要拍照就拍照，因為時光不再來，而且以後只會更老。

很多人都害怕得到失智症，《國際老年心理學期刊》二〇一二年刊登的一篇來自法國的論文，對兩千零十三位的十八歲以上居民做電話問卷訪談，發現百分之六十的人恐懼得到阿茲海默症，而其中，六十五歲以上的人高達百分之七十四，這個比例僅次於交通事故和癌症，再來是憂鬱症和心臟病。部分原因是因為許多人對阿茲海默症有「坐在輪椅上，又癡又呆，什麼都不知道了」的刻板印象，其實，疾病在進展為重度之前，還是有許多事可以未雨綢繆的。

我沒有失智，但我對失智患者感同身受

文◎劉秀枝

編按：本文原題為〈只想告訴你：我失智了——一位輕度失智女士的信〉，刊載於劉秀枝醫師的《聯合報》「元氣周報」專欄，她以第一人稱方式，感性寫下一位親戚失智後的心情，當時經網友瘋狂轉寄，並誤傳劉醫師失智了！雖然事後證明是一場誤會，但也因此引起讀者對失智症的關注。

親愛的朋友：

我寫這封信只是想告訴大家我失智了，不過不必震驚，目前還是輕度，否則我也無法寫這封信。當然，有些字眼想不起來，許多事情無法串在一起，思緒也常會中斷，因此這封信是在妹妹幫忙之下完成的。

今年七十歲的我，比各位年長許多，常和大家一起聚餐、打高爾夫球、出國旅遊，相識相知，受大家的照顧已二十年。妹妹常怪我不用心，丟三落四，一問再問，還把約定的日期搞錯。在一次出門忘了關水龍頭，把水塔裡的水都流光後，妹妹帶我去看神經科醫師，經過仔細檢查，醫師告訴我得了失智症，是大腦退化所造成的阿茲海默症，並且開藥讓我服用，希望能退化得慢一點。

從此，當我又忘了，妹妹不再有「不是告訴過你了」的責備語氣，或我反覆敘說時，也不會有「你說過好幾次了」的奇怪眼神，反而是輕聲細語地說「沒關係」或

「我替你記住就好」，我就知道我是真的病了！

我的高爾夫球技一向差，但最近半年來，連每一洞打了幾桿都記不清楚，到底揮的是第二桿還第三桿？球友都會幫我算桿數或請桿弟幫我算。那天打了幾洞後，我忽然問：「我們現在是打第一洞嗎？」看到球友們驚愕的眼光，我覺得是對大家坦承我失智的時候了。

醫師說生病並不可恥，身體每一個器官都可能生病，失智症是大腦的疾病，就好像膽結石是膽囊的疾病，乳癌是乳房的疾病一樣。然而，我變得很沒有信心，容易恐慌，因為我不知道我將要踏出去的每一步對不對，要說出的話是不是已經說了多次，而且心裡想的無法表達，越急越講不出來。我常覺得氣喘不過來，在餐廳吃一頓飯，會上好幾次洗手間，兒子帶我去看心臟科和泌尿外科醫師，都說沒事，是因為緊張的關係。

我了解我的記性和其他認知功能就像雙手握滿東西般，一面走，會一件一件地掉，甚至像沙灘上腳下的流沙，會很快地流失。也許有一天，我熟悉的路不會走，也叫不出你的名字，最終可能不會吃飯盥洗。但目前還是輕度失智的我仍能揮桿，享受小白球進洞的喜悅，能享受美食，欣賞美景，也還聽得懂笑話，更能感受到大家的關愛，也許過後就不記得，的確是「活在當下」。

如果我們能攙扶一位因中風而行動不便的朋友，當他的枴杖，讓他慢慢走，也希望大家能接受一位因失智而容易遺忘的朋友，做他的引導，讓他慢慢來。

一位輕度失智的女士上

目錄

假如我得了失智症

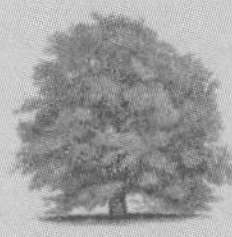

Chapter 4 失智症的治療——打破迷思，展望未來

【附錄】失智症相關醫療、照護資源

Chapter 1

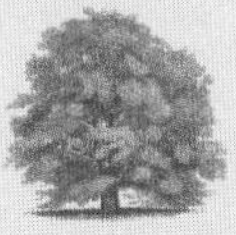

全方位認識失智症

——了解失智症的多種面貌

年紀大了，就一定會得到失智症嗎？

失智症不僅不是正常老化的一部分，失智也不是一種加速的老化。要預防老來失智，必須在中年、甚至青年時期就好好保養！

常聽到有朋友說：

「我才不要活到九十歲那麼老呢！老了還會得到失智症，日常生活都要靠別人照顧，不僅活得沒有生活品質，還要拖累家人！」

老了真的就會失智嗎？

年齡是失智症一個非常重要的危險因子，年紀越大，得到失智症的機率越高，但並非百分百一定會得到失智症。

台灣的研究：六十五歲到九十歲以上老人

二〇一一至二〇一二年，衛生福利部委託台灣失智症協會對全國重新做了「失智症流行病學調查」，並於二〇一三年發表了台灣地區失智症最新的盛行率數據。顯示全台灣六十五歲以上的長者中，百分之四．七九有輕度以上的失智症，百分之三．二五有極輕度失智症，百分之十八．七六有輕度認知障礙。所以整體來説，約有四分之一（百分之二十六．八）的六十五歲以上長者，顯示出某種程度的認知功能障礙。

若再以年齡層來看，六十五歲至七十歲的長者之中，百分之三點四〇有失智症，百分之十三．九二有認知功能障礙。八十歲到八十五歲的失智症比例則增加至百分之二十一．九二，認知功能障礙的比例也增加至百分之二十六．二四。而到了九十歲以上，失智症的機率則增高至百分之三十六．八八，其中高達約六成（百分之五十九．四八）的人有某種程度的認知功能障礙。由此可見隨著年齡增長，罹患失智症的機率會顯著地增加。

由此數據我們也可以發現，在高齡九十歲以上的長者中，仍有四成沒有認知功能退化的症狀，所以失智絕不是老化的必然結果。我們常會見到一些開朗樂觀的長輩，即使已高壽九十幾歲，但談論事情和分析起事理仍然字字珠璣，條理分明。

澳洲的研究：百歲人瑞

那麼在接近百歲或百歲以上的人瑞呢？

依據二〇一三年發表於《國際老年心理學期刊》的研究，澳洲新南威爾斯大學的學者，以兩百名住在雪梨的九十五歲以上長者（九十五至一〇六歲之間，平均年齡為九十七．四歲）為評估對象，經過醫師與最親近的親友或照顧者詳談，並做了認知功能測驗。許多長者有重聽、視力不佳的問題，但在簡短智能測驗的表現上，平均分數仍有二十一．一分（滿分三十分）。

兩百位長者當中，有百分之二十在之前已確診有失智症，若以測驗分數小於二十四分作為有「認知功能障礙」的界定，則其中百分之五十四有認知功能障礙，且百分之三十九的人同時也出現了生活功能障礙。這個比例，和台灣關於九十歲以上長者六成有認知功能障礙、四成有失智症的研究結果類似，可見得活到百歲，仍有不失智的可能性。

近來的研究已顯示，**失智症不僅不是正常老化的一部分，失智也不是一種加速的老化**。每種型態的失智症，有其和正常老化不同且特殊的腦部病變，同時在**臨床上出現失智相關症狀的十幾年前就已經開始出現病變，這些不正常的病變漸漸累積，進而破壞了大腦，造成認知功能減退**。所以要預防老來失智，必須在中年、甚至青年時期就要好好保養，以減少老年失智的風險。

不要怕活得老，重要的是活得健康而有智慧，為了這個目標，必須及早開始努力！

隱藏的失智症

身體需要定時健檢，大腦知能的變化也同樣需要。當無法分辨周遭的人出現的症狀是正常老化還是失智症？建議到醫院，請醫師做檢查與評估。

這可能是早期症狀

在診間經常出現這樣的對話：

「醫師，我媽媽最近好像得了失智症，剛吃完飯一下子就不記得了，吵著要吃飯，還怪我們沒給她飯吃。有時，連我的名字也會叫錯！」

我仔細地詢問病史。

「你覺得媽媽的記憶力不好有多久了？」
「就最近才開始呀！」
「之前有沒有記憶力開始減退的現象？像是不清楚現在是幾月了，不記得自己吃過藥了沒？」
「她退休不上班已經好幾年，退休後當然就不用記日期了。老人家很容易弄錯藥，所以媽媽的藥一直都是我們拿給她服用的。」

失智症的診斷和嚴重度的判定，很大一部分必須靠家屬提供的資訊來幫忙，但家屬對失智症的早期症狀並不熟悉，常常當作是老年人都會出現的正常老化現象而忽略了，因此錯失了早期治療的機會。除了大家所熟悉的記憶力減退外，國際失智症協會提出了一些其他也可能是失智症早期症狀的「失智症十大警訊」，來幫助大家提早發現失智症。

失智症的十大警訊

1. 影響日常生活的記憶力改變

剛獲得的資訊馬上就忘記，是失智症早期最常見的徵兆之一。

【一般情況】隨著年齡增長，有時會忘記朋友的名字或約會，但是經過提醒或稍作回想便會再記起來，重要的約會也會想辦法用筆記錄下來以免忘記。

【失智警訊】但失智症患者忘記的頻率較高且較嚴重，會不自覺地重複詢問同樣的事情，忘記重要的日期或活動；雖然在早期會依賴輔助記憶的用品（例如紙條或電子用品），但漸漸地，輔助記憶的用品也沒有用，根本不記得自己將事情記在何處，甚至只能依賴家人幫忙提醒。

2.計畫事情或解決問題有困難

【一般情況】年紀大了，在同時處理多項事務上可能出現困難，計畫事情或做判斷時需要更專心，且花較久的時間。

【失智警訊】但失智症患者會無法計畫，且做下錯誤或是和以前不同的決斷，常可能會為此感到焦躁，甚至惱羞成怒。例如：每年都負責家中旅遊計畫的媽媽，覺得安排行程好困難，出現無法計畫、決定什麼是適當旅程的情形；或是原來主導家中財務的先生，開始無法維持家庭帳務的收支平衡，對於突然出現的開銷變得不知該如何處理、解決問題。

3.在家中、工作場合或休閒活動中，對於完成熟悉的工作有困難

【一般情況】隨著年紀增長，在處理複雜的事務上有時會顯得力不從心，但大致仍可完成。

【失智警訊】原本應該是駕輕就熟的事，卻變得無法應付自如。失智症患者會對完成每天的日常工作或生活有困難。例如：從年輕就開車的司機伯伯變得經常開錯路；銀行行員常會數錯鈔票、算錯錢；廚師炒菜時配菜有困難，調味料放不對；或是對記住最喜歡的遊戲（如打牌、麻將等）的規則也會出現問題。

4. 對時間或地點感到困惑

【一般情況】有時年長者會突然想不起來今天幾號或弄錯今天星期幾，但通常差距不大，前後可能差個一、兩天，並且大多可經由一些事件的記憶推算出正確日期。有時可能會找不到方向或在不熟悉的地方迷路，不過仍舊可藉由一些路標和建築物來推測方向。

【失智警訊】但失智症患者會忘記現在是幾年幾月、白天或晚上，同時常對事件、時間和地點的關聯性產生混淆。如果一件事情不是當下發生，他們可能忘記或弄錯事件發生的時間、地點。甚至有時在自家周圍熟悉的地方，可能會突然覺得陌生，而找不到回家的路。

5.對了解視覺影像和空間關係有困難

【一般情況】年長者常有視力衰退的問題，雖然看不清楚，但通常不至於弄錯物品的相對位置或方向。

【失智警訊】視覺空間上的問題，也是失智症的一項警告徵兆。他們可能在閱讀時會跳行，對物品遠近距離的判斷、決定顏色或對比上出現困難。在理解力方面，他們可能在經過一面鏡子前，會覺得屋裡有另一個人，這時他們似乎無法了解自己就是鏡子裡的那個人。

6.在說話或寫作的用字上，出現新的困難

【一般情況】有時我們會一時想不起物品的名字、找不到正確的用字來表達自己的意思，或忘了某個字如何寫。

【失智警訊】但失智症患者可能在了解對話內容，或是加入別人的談話上出現困難，無法了解複雜的字句，說話也變得簡短。他們可能在話講到一半時停頓下來，不知道該怎麼繼續下去或重複自己所說的話。也可能會在字彙的運用上出現困難，很難找到正確的詞彙，有時叫錯東西的名稱、弄錯家人的稱謂，例如：把杯子說成碗，把兒子叫成哥哥。

7.物件放錯地方，且失去回頭尋找和重做的能力

【一般情況】我們偶爾會不小心把東西放錯地方而找不到，但是會依最後使用過的位置來回頭找尋。

【失智警訊】失智症患者可能掉了東西卻無法回頭去找它，甚至懷疑是別人偷走了，反而因為怕被偷，就刻意把物品藏起來，最後卻把東西放在不尋常的地方，例如：將戒指放在衣櫥裡，把錢藏在被子裡，就更記不得放在何處了。

8.判斷力變差或減弱

【一般情況】年長者有時會因不熟悉社會觀念價值的改變，而做出不宜的決定。

【失智警訊】失智症患者會出現判斷力或做決斷的能力減退。例如：他們可能失去對金錢價值的判斷力，而支付大筆錢給打電話來的推銷商，甚至借錢給陌生人。或是開車常與人擦撞或出現驚險畫面；過馬路不看左右的紅綠燈；買食物未看保存期限，所以常買到過期食品等。

9.退出工作與社交活動

【一般情況】有時會因長期背負社會、工作和家庭的責任和壓力，而想要休息，減少工作。

【失智警訊】失智症患者可能不再保有嗜好，退出原本喜愛的社交活動或運動，變得不愛出門，不想與人交談。原來每星期固定要參加的活動，也變得興趣缺缺。

10.情緒和個性的改變

【一般情況】一般人有其習慣的處事方式和個性，年紀漸長後更不容易改變此模式，若被要求改變時難免有情緒反應，但反應不至於太強烈，仍在可溝通理解的範圍內。

【失智警訊】失智症患者的情緒和個性常會改變。只要離開了他們自己認定的「舒適圈」，遇到無法處理的事務或弄錯事情，便會感到困惑、焦慮、憂鬱與害怕，而變得心煩意亂，甚至勃然大怒。失智患者的情緒轉變較快，一下子哭了起來，一下子又生氣罵人，變得易怒而暴躁。有時則變得特別敏感，情緒的改變不一定有原因，一點小事即可能引發極大的情緒反應。

每個人失智症狀出現的順序和嚴重程度不同

失智症是整個大腦功能的退化，並非只有記憶力減退而已，所以每個人依其退化部位和病程的不同，所顯示出症狀的先後順序和嚴重程度也會有所不同。通常出現的症狀與程度越嚴重，代表有越多的大腦區域已受到影響，得到失智症的機率也就越大。

當無法分辨周遭的人出現的症狀是否嚴重？是正常老化？還是失智症？建議到醫院請醫師做檢查，評估一下總是好的。大家都知道身體需要定時做健檢，大腦知能（例如：記憶、語言、判斷、思考等能力）的變化也同樣需要，何況是已經有疑似症狀的問題出現時，更是不容輕忽！

失智症背後的原因

同樣是記憶力減退和反應變差，背後的原因卻大不相同，所以千萬不要將長輩記憶力變差的情況，只當作是正常老化、腦部退化而已，可能因此而錯失了治療的良機！

最近的門診來了三位初診病患，都是因為家人覺得可能是患了「失智症」，但背後的原因卻大相逕庭。

忘了回家的路：大腦腫瘤影響

第一位是八十歲的老太太。

家人發現最近兩個多月以來，老太太的記性變得很差，剛開始是去市場買菜時，常忘掉該買的菜，或買了菜沒有帶回家，反應也變慢了。最近一次她甚至忘了怎麼回家，幸好在住家附近徘徊時，被鄰居發現帶回。

經腦部電腦斷層檢查後顯示，後腦順著胼胝體兩側有一個大腫瘤，開刀後發現是大腦原發性惡性膠質瘤。這個部位長瘤，只會影響記憶力及其他知能，不會影響肢體的活動或感覺異常。**正因為手腳能動，也沒有手腳麻木、頭痛等症狀，所以較不易發覺，其實這個瘤可能存在一段時間了**，慢慢長大，只是最近嚴重到影響生活功能才被發現。

個性改變：腦中風

第二位是六十八歲的老先生。

最近兩個星期以來，妻子發現他反應遲鈍，老是忘東忘西，個性也有改變，一點小事就顯得暴躁易怒，完全不理會他人的感受，因此帶他前來求診。

老先生的腦部電腦斷層顯示，右側大腦深部的尾核有腦梗塞，造成記憶力及知能減退。**由於其中風部位特殊，沒有造成半身癱瘓，所以也不易警覺。**經兩星期治療後，老先生再來看門診時，記憶力已有明顯進步了。

提不起勁：可能是憂鬱症，也可能是早期的失智症狀

第三位張先生，由太太和親友們簇擁著來看門診。這位七十歲的老先生記憶減退已經三年多了，對很多事都提不起興趣，不願意出門，整天在家。

我照例替他安排檢查，但是第二天便接到張太太的電話，她說丈夫六十五歲退休後便開始鬱鬱寡歡，而她忙著自己的事業自顧不暇，所以造成丈夫目前的狀況，讓她覺得很內疚。她認為丈夫不是失智，而是憂鬱症，詢問是否還需要做檢查？

這位太太的話是有道理的，因為**憂鬱症可能會造成「假性失智」的症狀**，表現和失智症很類似，因為心情不好，對所有事物都漠不關心、不注意，所以也會有忘東忘西的現象，這是可以治療的。對於張太太的決定，我不能勉強，只能建議她帶先生去看精神科醫師，檢查是否有憂鬱症。但如果憂鬱症治療好了或治療了一段時間，張先生的記憶力仍沒有進步時，就必須再來做腦部檢查，因為**憂鬱很有可能也只是失智症的早期症狀之一**。

同樣是記憶力減退和反應變差、變遲鈍，但背後的原因卻大不相同，臨床上看起來像是一般失智症的病人，約有百分之五至十的比例經檢查後，找到了可以治療的原因，並且在治療過後能恢復正常或至少緩解症狀。所以，不要將家中長輩記憶力變差的情況，只當作是正常老化、腦部退化而已，卻未到醫院做進一步檢查，可能因此而錯失了治療的良機！

失智症的診斷

檢查失智症的專門醫師，主要是神經內科和精神科醫師，或其他接受過失智症專業課程訓練的醫生，也是很好的選擇。

正常老化、輕度認知障礙和失智症

隨著年紀的增加，人的記性和各種認知功能可能都會稍有退化。而**失智症的病程，是從正常先退化到輕度認知障礙的階段，最後進展到失智症的程度**。那麼，一般人該如何區別正常老化、輕度認知障礙和失智症這三者之間的不同呢？

事實上，這需要經過詳細的評估與檢查，加上專業的判斷，才能正確診斷。

有些患者明明連一分鐘前的事都記不得，家屬卻因他對過去的事如數家珍而覺得他「記性還好」；有人記憶測試的結果很好，卻因焦慮而懷疑自己有失智症。所以，當懷疑家中長輩有失智的症狀時，最好還是到醫院就診，由專業的醫師來判別、診斷。

檢查失智症，主要是神經內科和精神科醫師

失智症的檢查要找哪一科的醫生呢？

最好是找專門看失智症的醫師，主要是神經內科和精神科醫師，其他有接受過失智症專業課程訓練的醫生，也是很好的選擇。各大醫院的看診時間表上，常會註明醫師的專長，可供參考；如果有親朋好友已經在看失智症的門診了，也可向他們請教。台灣臨床失智症學會的網站上，也有接受過完整失智症訓練課程並有認證的「失智症診療醫師推薦名單」，供民眾參考（網址見第二六七頁〈附錄〉）。

醫師主要會經由以下方式，來進行診斷。

1. 問診、心智測驗與會談

醫生通常會先經過對患者及家屬問診後，依病情需要安排各種心智測驗，這些測驗有的簡單、有的複雜，主要是用來評估受試者的記憶力，和其他各種認知功能是否真的有問題。

有時，還會安排臨床心理師與親近的家屬（通常是配偶）會談，請家屬協助舉出患者在日常生活中或工作上，記憶力、執行力、判斷力減退的各種事例，進一步了解患者的日常生活功能受影響的程度，以確定患者是否有失智症，及其嚴重度為何。

2. 實驗室檢查

另一部分需要透過各種實驗室檢查，找出造成失智症的原因或疾病。實驗室檢查項目包括：腦部電腦斷層（或是磁振造影）、肝腎功能測試、血糖、血液常規、甲狀腺功能、血中維生素B_{12}、葉酸濃度和血清梅毒等，用以釐清是何種原因造成的失智症。

這些檢查需要病患及家屬的配合，通常是一個月左右後回診，屆時檢查結果已經出來，就可下診斷，以及決定該如何治療。但也有可能只依單次的評估無法確定診斷或是病因，必須經過追蹤或治療後才能確定診斷。

若經檢查是輕度認知障礙，也就是記憶力減退但未嚴重到有失智症的病人，更需要定期追蹤，視情況一般約六個月或一年後，再做一次認知功能的整體評估，以確定是否有進展到失智症的程度，並早期治療。

3. 其他（以阿茲海默症為例）

近年來，有一些檢查可以幫助失智症——尤其是「阿茲海默症」——做早期的診斷，但並不是每位患者都需要接受這類的檢查，這些檢查通常適用當家人和自己都覺得有記憶力或認知功能衰退，但臨床評估和認知功能測驗的結果，無法確認是否真的開始有失智症相關的退化；或是已確定有失智症，但病因尚不明確，無法確定是否為阿茲海默症。由於正確的診斷將會影響日後治療計畫的訂定，所以在可能的情況下會考慮增加這些檢查項目，幫助早期或確定診斷阿茲海默症的檢查，包括：

(1) 腦部磁振造影，用來檢查海馬迴★的體積是否有明顯萎縮的現象。

(2) 核醫造影中的正子攝影，可以知道在頂葉及顳葉區★

★海馬迴：主要掌管短期記憶。
★頂葉：主要掌管方向感、空間概念、計算、物體辨認等功能。
★顳葉：主要與聽覺、語言和記憶功能相關。

是否有呈現葡萄糖代謝下降的現象。

(3)類澱粉蛋白的正子攝影中，顯示大腦內是否已有和阿茲海默症病理變化相關的「不正常類澱粉蛋白沉積」。

(4)腦脊髓液中，類澱粉蛋白量減少及tau蛋白量的增加。

但是目前在台灣，這些檢查大部分並非健保給付的臨床檢查項目，大多仍屬於研究項目，是否該加做這些檢查，請與您的醫師先討論其可行性和必要性。

這些檢查的結果只要符合其中一項，就加強了診斷為阿茲海默症的可能性。只是目前在台灣，除了磁振造影外，其他均不是目前臨床上可開立的檢查項目，大多為研究項目。

失智症的診斷並不容易，**需要病人、家屬、醫師及臨床心理師相互配合**，提供足夠的資訊，並且做一系列的檢查和定期追蹤，才能達到早期發現、正確診斷，並給予適當治療的目標，進而延緩病程的發展。

不易早期察覺的失智症
——額顳葉失智症

額顳葉失智症患者的照顧，可以從改善環境和生活方式著手，例如：危險物品要移開、家具擺設簡單且固定，生活作息規律，並且盡量避開喧鬧的公共場合。

大腦退化的另一種失智症

有次演講中，一位女士提問：「我的父親被診斷是『額顳葉型』失智症，但您今天講的都是『阿茲海默症』，請問額顳葉失智症有沒有藥物治療呢？我們好像是被遺忘的一群。」

「額顳葉失智症」也是大腦退化所造成的失智症，只是較少見，發病年齡較早，約莫是五、六十歲。以台大醫院為例，二〇〇三年神經科門診的一百三十七位失智症患者中，百分之五十五為阿茲海默症，百分之二十一為血管性失智症，百分之八為額顳葉失智症，百分之五為路易氏體失智症，百分之十一則是其他失智症。所以，在記憶力門診中，額顳葉失智症的病人數量通常佔第三或第四名。目前，額顳葉失智症在使用治療阿茲海默症的乙醯（ㄒㄧ）膽鹼酶抑制劑後，治療成效仍不佳。

發病以行為問題與語言障礙為主

在大腦中，額葉區與人的個性、行為有關，顳葉區則掌管語言能力，因此顧名思義，額顳葉失智症的退化，以行為問題和語言障礙為主。在疾病初期時，記憶力和空間辨別能力不太受影響，加上發病年齡較輕，因此在早期不易察覺是失智症。

額顳葉失智症是個複雜的臨床症候群，不僅初期症狀的表現不同，大腦病理變化與基因突變也不一樣。臨床上分為兩種。

1.以行為問題為主

較為常見，包括缺乏社交禮貌、不當的社交行為、冷漠、固執、無法控制的重複性動作、判斷失準（如胡亂開車）、不注重個人衛生等。這些問題常讓患者在職場上或生活上容易與人衝突而遭受傷害。

2.以語言障礙為主

又分為兩種，一是語言表達有困難，說話不流利，許多名詞都講不出來；另一種是講話流利，但無法了解別人的話，而且在早期時會不懂得字或物品的意義。而當病程逐漸加重時，不僅行為、語言有問題外，記憶、空間、執行能力和其他認知功能也會逐漸變差。

致病機轉仍不清楚

近年來，學者們致力於額顳葉失智症的研究，加上神經影像、分子生物、基因檢測的發展，讓我們逐漸了解此病症，對於疾病命名也漸漸一致，但其致病機轉仍不是非常清楚。有些病患的大腦有tau蛋白的包含體（inclusion body），可能合併帕金森氏症候群；而有些病患的大腦有ubiquitin蛋白的包含體，則容易合併有運動神經元疾病。據研究發現，將近百分之四十的額顳葉失智症可能有家族史，而約百分之十是自體顯性遺傳。已發現有關的基因突變，如MAPT和TDP—43基因，大多在第十七對染色體上；另一個常見的基因突變，則位於第九對染色體上的C9orf72。

關於額顳葉失智症，目前還沒有生物標記★（如抽血等）可作為診斷的標準。主要是靠醫生對病患症狀的警覺性，再佐以認知功能測驗、腦部神經影像（包括磁振造影和正子攝影檢查）以及病程的演變，來作為診斷的依據。**此類型的病患一般比阿茲海默症患者年輕，更需要與其他早發型的失智症作鑑別診斷。**

雖然有小規模的臨床試驗發現，乙醯膽鹼酶抑制劑對額顳葉失智症有些療效，但還沒有其他臨床試驗的驗證。此外，目前美國食品藥物管理局並沒有核准能改善此病症認知功能的藥物。因此，藥物治療主要針對其行為問題，給予非典型抗精神病藥物或抗憂鬱藥物，但還必須在療效和副作用之間取得平衡。

★生物標記：在醫學上通常是指位於生物體中的某些蛋白質、基因或特徵，通過測量這些標記是否存在或變化情形，可以反應出某種疾病的出現或嚴重程度。

多爭取家人、社會資源的協助

除了藥物外，可以從**改善環境和生活方式**著手，例如：危險物品要移開，家具擺設簡單且固定，生活作息規律，盡量避開喧鬧的公共場合等。

額顳葉失智症病患的照顧者，比其他型失智症照顧者更為辛苦。因為患者除了認知功能的缺失外，行為問題所帶來的困擾、紛爭，和社交上的尷尬，會使照顧者筋疲力竭。有些五、六十歲仍在職場中的患者，可能仍為家中經濟支柱，需要面臨更多的問題，照顧者同時更需要有其他家人和社會資源的協助。

近十多年來，學者專家們才開始對額顳葉失智症有更進一步的認識和重視。二十多年前，有位腦部退化性疾病的美國神經科權威醫師來台，我請他一同協助診斷一位三十八歲的男性患者，這名患者除了明顯的運動神經元疾病，還有失智及行為問題，但在當下，那位醫師也無法確診。我還記得病患的妻子當時難掩失望，甚至有點慍怒的表情。現在回想起來，那位患者極可能是罹患「額顳葉失智症，合併運動神經元疾病」。

醫學的演進，是靠著醫師的仔細觀察與經驗累積，以及學者、專家的深入研究，在時間的洪流中一點一滴地建立成果，以嘉惠病患啊！

少見但可治療的失智症
——橋本氏腦病變

失智症狀出現的快慢和時間長短，對診斷而言是很重要的。當有記憶或認知方面的問題時，不要以為只是大腦退化了而不就醫，其實都是有機會可以治癒或緩解的。

一百萬人中才兩個病例的罕見失智症

五十歲的陳女士半年前記性開始變差，工作因而時常出錯，被老闆責罵。漸漸地，她開始情緒不穩，容易哭泣，常與家人起爭執，家人都覺得她是患了憂鬱症，但服用抗憂鬱藥物後，病情仍不見改善。接著，陳女士變得不會用電腦了，因而不得不退休離開職場。最近甚至還在住家附近迷路，此時家人才驚覺她可能是得了失智症。

陳女士並沒有失智症的家族史。由於她的認知功能測驗顯示有失智症，因而進一步接受各種檢驗，以找出造成失智症的疾病。她的各項血液檢查、腦波和腦部磁振造影掃描都顯示正常，但血液中的兩種甲狀腺抗體，即抗甲狀腺過氧化物酶（aTPO）和抗甲狀腺球蛋白（aTG）抗體的濃度都非常高，因此診斷為「橋本氏腦病變」（Hashimoto's encephalopathy）。在接受了高劑量的類固醇治療後，陳女士的失智症狀有顯著進步，並持續在門診追蹤。

橋本氏腦病變的個案非常少見，估計一百萬人中約有兩位。

第一個病例是在一九六六年被發現的，患者出現了神經症狀，且罹患橋本氏甲狀腺炎，因此稱為「橋本氏腦病變」。但是後來的病人大多沒有橋本氏甲狀腺炎，且甲狀腺功能也大致正常，只有出現高濃度的甲狀腺抗體。

這種疾病最大的特點，是**對類固醇或其他免疫藥物的治療效果甚佳，是屬於可治癒或可緩解失智症的一種**。因此，有學者認為以「與自體免疫甲狀腺炎有關，且對類固醇有反應的腦病變」（steroid-responsive encephalopathy associated with autoimmune thyroiditis）一詞來稱呼較為恰當。

然而，這種疾病雖然與免疫抗體有關，致病機轉目前卻仍不清楚，而且症狀多元又複雜，包括各種神經和精神症狀，例如：快速出現的癲癇、精神錯亂、類似中風的神經症狀，或較緩慢出現但反覆變化的認知功能減退、顫抖、憂鬱症狀等。而且除了女性比較容易罹患之外，沒有種族和年齡上的差別，小孩、成人和老人都有相關的病例報告。

因為少見，又沒有特定的症狀和罹病族群，再加上約百分之十的正常民眾也具有此甲狀腺抗體，因此很不容易診斷。常常是當病患的症狀不太典型且變化較快，做了各種檢查都無法下診斷時，醫師才會靈光一閃地想到要測甲狀腺抗體。

醫師的感想

這個案例讓我獲得兩個感想。

1. 失智症狀出現的快慢及時間長短很重要

陳女士沒有家族史，年紀也小於六十五歲，若不是在六個月內快速出現失智的症狀，有可能被診斷為「退化性失智症」，例如阿茲海默症。因此，失智症狀出現的快慢及時間長短，對診斷而言是很重要的。如果是快速失智，就不是朝神經退化性疾病考慮，而可能需要往其他腦部病變方面探尋，例如：庫賈氏症、腦瘤或自體免疫疾病引起的腦病變等。因此，當有記憶或認知方面的問題時，不要以為只是大腦退化了而不就醫，其實這些都是有機會可以治癒或緩解的。

2. 醫師的臨床經驗和縝密思路很重要

雖然科技發達，像磁振造影可以顯示很多病變，但有時卻也幫不了忙，還是得靠醫師的臨床經驗和縝密思路，才能選擇正確的檢查，做出正確的診斷，進而對症治療。

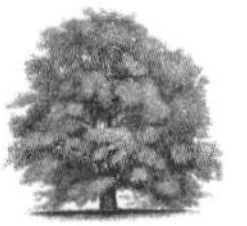

個性改變
——阿茲海默症少為人注意的症狀

阿茲海默症患者的精神行為問題，不僅加速其認知功能減退，也讓照顧者非常困擾。精神行為問題包括：焦慮、冷漠、憂鬱、激動、遊走、幻覺和妄想等。

阿茲海默症患者的精神行為問題

一場研討會上，有位醫師提到慢性療養機構中的失智老人有兩種：一種很可愛，好照顧；另一種容易激動，甚至會出現與人打架等精神行為問題，很難相處。為什麼會有這兩種情況呢？他推測也許是與個人成長經驗或人格特質有關。

的確，阿茲海默症患者的精神行為問題，不僅加速其認知功能減退，也讓照顧者非常困擾。**精神行為問題包括：焦慮、冷漠、憂鬱、激動、遊走、幻覺和妄想等，在疾病早期即會出現，逐漸嚴重，病情進展到語言和行動能力都嚴重退化後，常常精神行為症狀又慢慢減輕。**

雖然一般認為阿茲海默症患者的精神行為問題，是大腦退化的一種表現，但其作用機轉並不清楚，而且只出現在五到八成的患者身上。

每位患者表現的症狀不一、輕重有別

既然不是每位患者都有精神行為問題，表現的症狀不一、輕重有別，就有學者臆測，精神行為的發生可能與患者罹病前的「人格特質」有關。

這方面的醫學文獻非常豐富，但結果沒有定論。大部分的論文都是根據患者家人的回憶，把患者罹病前的個性以五大人格特質（神經質、外向性、開放性、親和性和審慎性）來歸類，再與其目前的精神行為做相關分析。

有些學者發現原本具神經質人格特質的人，罹患阿茲海默症後容易憂鬱；本來少有親和力者，較易出現激動行為；而個性外向者則較會出現幻覺等狀況。

然而，也有不少學者發現，患者罹病前的人格特質和發病後的精神行為並無關聯。例如：二〇一三年五月的《老年精神國際期刊》上，有一篇來自瑞士洛桑大學醫院的論文，比較五十四位輕度阿茲海默症病人和六十四位正常老人，並請其家人評估患者目前與發病五年前共兩次的人格特質。結果發現患者的人格特質與其後來發生的精神行為問題並不相關，但其人格特質在發病前後卻有明顯改變，因此，個性改變很可能是阿茲海默症的早期症狀之一。

有哪些個性變化呢？二〇一一年《老年精神國際期刊》的一篇文獻回顧，發現一般而言，阿茲海默症患者的神經質人格特質增強，審慎性明顯降低，而外向性、開放性和親和力特質也有減少的現象。例如：有些溫文儒雅的人變得焦躁而不講理，本來外向的人變得畏縮等。

但也不能一概而論，例如有一次朋友請吃飯，大家坐滿一桌，其中一位罹患輕度阿茲海默症的女士一直掏出錢包要付錢，告訴她是朋友請客，她就說真不好意思，沒帶禮物來。等會兒她忘了，又要付錢。如此反覆幾次，朋友不但沒有厭煩，反而說這位女士原本就慷慨有禮，失智症把她善良的本性更發揚光大了。當然，也有本性多疑的人在罹患失智症後產生妄想症的例子。

因此，整體而言，**阿茲海默症患者精神行為問題的發生，與罹病前的個性可能沒有直接關聯。然而，個性改變卻是阿茲海默症的症狀之一，而且很早就會出現，只是比較少為人注意。**

當失智症患者出現精神行為症狀

冷漠、焦慮、憂鬱、幻覺和激動等精神行為症狀，以中、重度時期較常見，對這樣的病人，家人要順著他、連哄帶騙地轉移注意力，不要與他據理力爭，更不要激怒他。

到底是輕度、中度還是重度？

幾年前，朋友的母親因短期記憶力減退及其他認知功能障礙而就醫，經認知功能測試和相關檢查後，被診斷是輕度阿茲海默症，開始服用乙醯膽鹼酶抑制劑，並定期回診。

近半年來，朋友的母親開始出現一些精神行為問題，變得焦躁不安，有時會無故激動起來，還懷疑有人偷她的錢，讓家人很困擾。但是當回診接受認知功能評估時，結果卻還是輕度阿茲海默症。朋友不解，母親明明變得很難照顧了，怎麼還會是輕度？除了原來的藥物外，是否還要請醫師開立控制這些精神行為的藥物？

阿茲海默症的嚴重度，通常靠病人在兩種「失智量表」中的表現來評估：一是「簡短智能測驗」（ＭＭＳＥ），另一個是「臨床失智評估量表」（ＣＤＲ），這兩種量表都沒有把「精神行為問題」列入評估的項目。

雖然精神行為的出現，常會讓患者的認知功能也變差，但有可能在做認知功能評估時，朋友的母親剛好比較平靜且配合測試，因此測試結果並沒有明顯退步，而且輕、中、重度的判斷是以範圍劃分的，也許上次測試時剛好落在輕度的最前端，而最近這次則處於輕度的最後端，但同樣是屬於輕度。

精神行為症狀在病程的任何時期都可能出現

一般而言，**約五到八成的阿茲海默症患者會有精神行為症狀，包括冷漠、焦慮、失眠、憂鬱、遊走、躁動、幻覺、妄想和激動等。這些症狀在任何病程的任**

何時期都可能出現，但以中、重度時期較常見，且其症狀也較嚴重，不僅患者本人受苦，更加重家人或照顧者的負擔。通常建議家人**對有精神行為症狀的病人要順著他、連哄帶騙地轉移注意力，不要與他據理力爭，更不要激怒他。**

但是，當精神行為症狀嚴重到可能會傷害自己或傷害別人，或是讓照顧者無法照顧，例如常激動打人時，就應請醫師開立抗精神藥物，以控制其行為。雖然目前非典型抗精神藥物的副作用比傳統抗精神藥物少，但還是有副作用，如：嗜睡、容易跌倒、行動緩慢或肢體僵硬等類似帕金森氏症的症狀，因此醫師都會由小劑量開始，觀察其反應，如果藥效和副作用都不明顯，則慢慢增加劑量，不要期望精神行為全部消失，只要改善到家屬可以接受、能照顧的程度就不要再增量，甚至可以慢慢減量或停藥。

依據文獻報導，非典型抗精神藥物有可能增加阿茲海默症患者的死亡率，達到一・六倍，所以一般建議服用時間為三到六個月，症狀改善了之後，就開始減量和準備停藥；但是當停藥而症狀復發時，還是可以再服用。很多時候，用藥選擇是兩害相權取其輕。

朋友聽了我這席話，似乎稍微釋懷，希望他也對母親日後的精神行為症狀做好了心理準備。

老先生，您瘦了

——失智症對營養和體重的影響

老年人體重明顯減輕，會造成肌肉萎縮、體力衰退、免疫力降低，且容易感染，增加跌倒、骨折的危險。若六個月內體重下降超過百分之五，就要進一步檢查評估原因。

老年人體重變輕要警覺

一位阿茲海默症的七十六歲老先生，來門診時身形明顯消瘦，雖然因為沒量體重，不知他到底瘦了多少公斤，但將一年前為他拍攝的相片拿來對照，原本豐潤的臉頰明顯變得凹陷，再加上他時常抱怨肚子不舒服，於是為他安排做了各項檢查，結果發現他罹患了大腸癌，因而趕緊將他轉診到直腸外科。

另外有位八十歲的阿茲海默症患者也是明顯地體重減輕，胃口不佳，但做了一系列檢查後，並沒發現癌症或其他原因。與病患及家屬詳細晤談和會診精神科醫師後，發現是罹患憂鬱症之故，於是讓病患開始服用抗憂鬱症的藥物。

一般人都很怕胖，尤其是年輕小姐，只要說好像臉圓了點，她就會立刻嘛起嘴，滿臉不高興。但是老人家來看門診時，如果對他說：「最近看起來好像瘦了。」長輩們反而就很警覺，擔心是否有其他的疾病。

如果不是刻意減肥，老年人的體重明顯減輕會造成肌肉萎縮、體力衰退、免疫力降低，且容易感染，同時增加跌倒、骨折的危險，需加以注意。根據二〇一〇年《國際內科醫學期刊》中，一篇來自歐洲的研究報告顯示，分析六千六百五十四位超過六十歲的長者、追蹤了七年以上的資料，發現每年體重減輕超過一公斤以上的人，死亡率較體重穩定者高了六成。

造成老年人體重減輕的原因有許多，可能是憂鬱症、癌症（以肺癌及腸胃癌居多）、心臟病、功能性胃腸病、藥物副作用等，其他還有糖尿病、甲狀腺功能過高以及吃得少等因素，但是還有四分之一找不到原因。

體重減輕到什麼程度時，需要開始注意？

六十歲以後，由於肌肉逐漸減少的緣故，每年可能會有大約百分之〇・五的體重下降；但**若在六個月內，體重下降了超過百分之五，就是有意義的體重減輕，需要進一步檢查來評估體重下降的原因**。大致是從最常見的胃口不佳、吞嚥困難、慢性疾病、情緒、代謝異常、癌症、藥物和飲食習慣來著手。病史是最重要的依據，接下來的身體及實驗室檢查就是根據病史資料來著手，找出原因後，再對症治療。

老年人常有許多慢性病，服用多種藥物，要評估體重為何減輕本來就不容易，如果是阿茲海默症患者就更加困難了。而且根據文獻報導，阿茲海默症本身就可能影響體重。

阿茲海默症患者的體重改變是很常見的，雖然有一小部分患者是因為記憶不好，吃過了以為沒吃而重複吃飯，以致體重增加外，但是大部分的患者都是體重減輕。

台北榮總研究：阿茲海默症患者的體重和營養狀況

台北榮總曾對阿茲海默症患者做過體重和營養狀況的研究，結果發現，一年當中，百分之五十五的阿茲海默症患者體重減輕，而對照組只有百分之十五有體重減輕的情形。

在研究對象中，有百分之二十六的阿茲海默症患者曾拒絕吃東西，且百分之二十九患者的胃口不佳（正常組只有百分之十一）。阿茲海默症患者的體重及身體質量指數（ＢＭＩ）明顯比正常組為低，而且失智程度越嚴重者則更低。但是阿茲海默症患者每日的平均攝取熱量一千九百七十八大卡，並不比正常組的一千九百二十大卡少；以每公斤體重所攝取的熱量來算，阿茲海默症患者每天每公斤三十八大卡，還比對照組的三十二大卡明顯為高。

近來的文獻也顯示出阿茲海默症病人體重減輕的原因，可能和阿茲海默症在大腦的病變有直接關係。阿茲海默症腦部的類澱粉沉積會造成大腦內的發炎反應，影響代謝率。阿茲海默症的病變起始於腦部的顳葉，此部位與人類的記憶、情緒、飲食行為及體重調節有關，所以如果產生病變，就有可能造成體重減輕。

無特殊原因，體重卻減輕的阿茲海默症患者怎麼吃？

1.首先，不要嚴格限制患者的飲食

除了不嚴格限制飲食，甚至有糖尿病或高血脂症者，也應稍微放寬，以增加食慾。

2.其次，改變食材的烹煮方式

改變烹煮方式，增加餐點的色、香、味，以少量多餐的方式，讓患者吃喜歡的食物或點心等，都是不錯的方法。

3.也可以嘗試循循善誘的方法

對患者循循善誘，改善用餐環境、培養用餐氣氛，或用連哄帶騙的方法。想想看，當一個三歲小孩不肯吃飯時，你是怎麼哄他的呢？用照顧孩童的愛心去照顧老人家，並且多帶病人出外走動，以增加活動力，幫助促進食慾。也可照會營養師，選擇罐裝的營養補充食品，必要時，可以請醫師開立促進胃口的藥物。

若是患者的食慾不錯，營養狀況良好，日常活動也未受影響，經過檢查並未有其他會造成體重下降的疾病（如：代謝異常、感染、癌症或慢性疾病等），則可再追蹤觀察，因為失智症本身的病理變化，也可能造成體重下降。

失智症有年輕化的趨勢嗎？

早發型阿茲海默症的發病年齡大多小於六十五歲，甚至可能在三、四十歲就發病。只要父母其中之一帶有遺傳基因，子女有一半的機會可能罹病。

「早發型」失智症其實一直存在

一位年輕的朋友問我：

「聽說失智症的發生出現了年輕化的趨勢，是嗎？」

其實在一九〇六年，阿茲海默醫師發現的第一位阿茲海默症病人Auguste D.才五十一歲，還很年輕。但由於國際衛生組織將老年訂為六十五歲以上，所以學者把六十五歲以前的發病者稱為「早老型失智症」，而六十五歲之後發病者稱為「老年失智症」。但後來發現，兩者的腦部病理變化與臨床症狀並無不同，於是不論六十五歲以前或以後發病，一律稱之為「阿茲海默症」。

由於阿茲海默症的發生率隨著年齡的增長而增加，加上全球的老年人口急速增加，因此影響層面大，老年人的阿茲海默症也受到重視。

相對地，六十五歲前的阿茲海默症發生率較低，族群較少，也就較不引起注意。然而近年來，因各失智症醫療團隊和民間團體的宣導、媒體的報導與民眾醫療知識的提升，讓病患開始願意到醫院就診，使得一向被忽略的「六十五歲之前的阿茲海默症」逐漸浮上檯面，受到了應有的重視。所以**並不是阿茲海默症有年輕化的趨勢，而是民眾的警覺性和就診率提高，以及醫生的診斷率提升之故。**

並非所有的失智症都是阿茲海默症，晚發型阿茲海默症只佔所有晚發型失智症的六成左右，其他還有血管性失智症、額顳葉失智症、路易氏體失智症以及其他疾病等。

相對於六十五歲以上的人口約百分之五有失智症，英國的一項流行病學研究估計，在三十歲至六十五歲的人口中，每十萬人有五十四位罹患失智症。

早發型失智症以阿茲海默症最多

早發型失智症雖然也是以阿茲海默症為最多，但與晚發型相較，比例減少到三至四成。血管性失智症、額顳葉失智症、發炎性、代謝性、自體免疫和其他可治療的疾病所造成的失智症比例則相對增加，有些目前還找不出病因。

早發型阿茲海默症的診斷較困難，疾病的過程也特別辛苦，有以下特點：

1. 診斷得晚

由於患者還年輕，家屬一般不會聯想到是阿茲海默症，通常是病人出現了精神行為問題才就醫，卻又以為是工作壓力或其他疾病，甚至尋求另類療法。而醫師對年輕患者下此診斷前也會多方考慮，因此到了確定診斷時，常已經過了好幾年。

2. 遺傳的機率較高

阿茲海默症只有小於百分之五的機率是家族性遺傳，且是自體顯性遺傳——也就是說，**只要父母其中之一帶有遺傳基因，則子女有一半的機會罹病**。此遺傳基因目前已知至少有三種，分別是APP、PSEN1和PSEN2，發病年齡大多小於六十五歲，甚至可能在三、四十歲就發病。當然，**並不是所有的早發型阿茲海默症都是遺傳疾病，只是機率比晚發型高。**因此患者的子女是否要接受基因檢測，是個重要的倫理考量。

3.經濟來源減少和家庭生活受衝擊

早發型阿茲海默症患者常常還在職場，其收入可能是家中的主要經濟來源，而且子女可能未成年或甚至還在求學。當病情逐漸嚴重而無法工作時，配偶可能要擔起重責，以免陷入經濟困境。因為要照顧患者，配偶和子女沒時間參與社交活動，甚至不敢把患者的病名讓親友知道，因而孤獨、憂鬱且身心俱疲，因此，**早發型阿茲海默症的病患家屬，更需要親友的支持和社會資源的幫忙。**

早發型失智症的臨床症狀常不典型，其疾病鑑別診斷更複雜，需要的檢查更多，例如：腦部磁振造影、正子攝影、腦波，必要時還包括腦脊髓液檢查和基因檢測等。因此，早發型失智症的診斷和治療，對病人、家屬和醫療人員都是挑戰，更需要我們的關注，並投入更多的研究。

總統也會失智

得到失智症的機率人人都有，因此我們要在心智健康時好好把握「現在」。即使有朝一日得到阿茲海默症，也是另一種活在當下的生活！

一視同仁的疾病

二〇〇四年六月五日，罹患阿茲海默症的美國前總統雷根先生，在摯愛的家人圍繞下，因肺炎去世，享年九十三歲。在距此十年前的一九九四年，雷根親筆寫信告訴大家他罹患此病：「我的人生之旅將開始進入黃昏……」這封信在當年觸動了千萬美國人的心。

二〇一三年四月，英國史上第一位、也是唯一一位的女性首相柴契爾夫人，因為中風病逝。她在晚年罹患血管性失智症，美國影星梅莉史翠普在二〇一一年主演的電影《鐵娘子：堅固柔情》裡，生動詮釋了柴契爾夫人失智後飽受健忘、幻覺之苦的經過。

柴契爾夫人與雷根總統是推倒鐵幕、結束冷戰的兩大舵手，兩人事功同樣偉大，也是好友。而兩人老去的過程竟也幾許相近，都在人生最後階段罹患了失智症。不免讓人感慨失智症是無可奈何、無法根治的慢性病，不論貧富貴賤，失智症都一視同仁，都有可能找上你。患者到晚期重度後，完全需要人照顧，成為家庭的重擔。

雷根總統的阿茲海默症

阿茲海默症是逐漸發生，持續變壞，慢慢侵襲大腦的退化性疾病。

一直有人懷疑雷根總統在第二任的末期時可能就已患了此病，但因症狀輕微，輕易地被其幽默感及機智所掩蓋。

根據獻克（David Shenk）的《遺忘》（The Forgetting）一書記載，雷根自己

也可能察覺到了，在一次白宮的例行健檢時，他開玩笑地對醫生說：「我今天有三件事情要告訴你，第一件是我的記性好像有點問題，另外兩件事我想不起來了。」

卸任後，他的病情逐漸嚴重，有一次他的國務卿舒茲先生到家中探望他，雷根問護士：「坐在沙發上的那個人是誰？我知道他是很有名的人，但我想不起他的名字。」曾經在一次電視訪問中，主持人問雷根的女兒，雷根是否還記得自己曾當過美國總統，她神情黯然，沒有回答。

柴契爾夫人的血管性失智症

柴契爾夫人的診斷則是血管性失智症，乃因多次小中風引起。她從二〇〇〇年就開始出現失智症狀，當時她與女兒在餐廳吃飯，一向健談的她，被女兒發現她竟然出現詞不達意的情況，還將自己領導的福克蘭之役當成南斯拉夫戰爭。

血管性失智的病程跟是否有好好控制中風的危險因子，預防中風再次發生有關，如果控制得宜，退化就慢，但如果再次中風，認知功能就會急速下滑。

幸好，六十五歲以上的人只有百分之五會得到失智症。但是既然無法完全預防，也無法精確預知，機率人人都有，那麼何不在我們心智健康時好好把握，多體驗人生，快樂過日子，活在當下。即使有朝一日得到阿茲海默症，屆時忘掉一切，或說過即忘，也是另一種活在當下的生活啊！

如何面對阿茲海默症的挑戰
——了解它、面對它、遠離它

對於阿茲海默症，受教育、多動腦是目前最有效的預防之道。此外，多運動、飲食清淡以及豐沛的人際網絡，和控制高血壓、血糖等血管性因子也有效果。

為何要面對阿茲海默症的挑戰？因為只要活得夠久，人人都可能會有面臨到的一天。

二〇〇六年在美國佛萊明罕發表的研究中，追蹤四千八百九十七位的五十五歲以上居民長達五十一年，發現終其一生，女性每五人就有一位、男性每十人就有一位會罹患阿茲海默症。

雖然知道有機會，但我們卻無法確切預知哪些人會得到，就好像知道有敵人，卻不知敵人身在何處、何時會來，因此我們只能時時備戰。

但是要如何備戰呢？這可由三個層面來看。

知己知彼：認識阿茲海默症

一是「知己知彼」，認識阿茲海默症，才能有因應之道。

阿茲海默症是最常見的失智症，患者的大腦有類澱粉斑的沉積，神經細胞內有神經纖維纏結，造成大腦退化，而出現記憶力和其他認知功能的減退，**病情逐漸嚴重，病程可達八至十二年，終至無法照顧自己**。雖然目前有乙醯膽鹼酶抑制劑（acetylcholinesterase inhibitors）等藥物可治療，但只能讓部分患者減緩病情，無法根治。

若自覺或覺得家人有記性的問題時一定要先就醫，讓醫師評估是否因焦慮、憂鬱、正常老化或輕度認知功能障礙等而起，不見得就是失智症。就算是失智症，也並不一定是阿茲海默症，有可能是血管性失智症等其他疾病所造成的。

阿茲海默症在早期時，患者還有三、五年的時間可以好好規畫，安排生活，珍惜當下與家人相處的時間。而且新藥的研發蓬勃發展，也可以考慮參與新藥臨床試驗，期待醫界有更新的研究、藥物的治療，來減輕家庭及社會的負擔。

照顧者：要有紓壓管道

一位七十歲的女士長年悉心照顧她九十四歲的母親，我問她會不會害怕自己得阿茲海默症？她說照顧母親多年，一路走來看著母親的心智逐漸退化，曉得那是怎麼回事，早有心理準備，也就沒那麼害怕，反而是擔心有朝一日，晚輩是不是也會有耐心和時間來照顧她。

這就觸及了第二個層面，阿茲海默症的照顧者，常常也就是最親近的配偶或子女，不僅要了解病情，照顧技巧還得隨著病情的逐漸加重而改變，需走入患者的時光隧道，扮演不同角色，這樣常會讓人筋疲力竭，像個隱形病人。因此，**照顧者必須要有紓壓管道，適度喘息，請其他家人分攤工作，參加支持團體和尋求社會資源。**

有效預防：受教育、多動腦

第三個層面是積極打造一個沒有阿茲海默症的未來。除了小於百分之五的自體顯性遺傳外，阿茲海默症的真正病因目前並不清楚，因此只能從其危險因子著手。**受教育、多動腦是目前最有效的預防之道。此外，多運動、飲食清淡以及豐沛的人際網絡，和控制高血壓、血糖等血管性因子也有效果。**

根據研究，**阿茲海默症患者腦內的類澱粉斑和神經纖維纏結，早在失智症狀出現的十幾二十年前就開始沉積**，當數量越積越多，直到大腦不能負荷時，才出現失智症狀。因此，受教育或多動腦主要是增加我們的知能存款，以便將來經得起阿茲海默症的提領，而且必須在年輕時就開始存款，積蓄才會豐厚。

Chapter 2

人人都要預防失智症

——別怕忘了我是誰

你擔心記性不好嗎？

中壯年期的人會覺得健忘，可能是因為疲勞、壓力、工作過度、資訊過量、焦慮、憂鬱、身體狀況不佳或藥物等因素所造成，罹患失智症的機會不見得就比較高。

正常的「忘記」

有一次在餐會後要搭朋友的便車，朋友忘了車子停放在哪一層，我們上上下下費了好一番力氣才找到。朋友有點懊惱，擔心是否得到老年失智症了。其實，是因為停車場大，朋友匆匆趕赴餐會，忘了記下停車位之故。當晚，我們也見到一位年輕男士牽著小女孩，上上下下地來回找車子呢！

記得多年前，我搭停車場的電梯從B5上樓，到了B3那一層時，進來一位看來若有所思的女士，當電梯門一關，她突然緊張地問：「我剛剛進來的是哪一層？」大家異口同聲地回答：「地下三樓。」擁擠的電梯裡，氣氛頓時輕鬆了起來。

許多人常覺得記性大不如前，例如：找不到鑰匙，戴著眼鏡卻四處找眼鏡，甚至某人的名字明明已到了舌尖卻叫不出來，擔心自己的症狀是否為失智症的前兆？可是接受記憶測試時卻又正常，是屬於「正常的忘記」，也就是所謂的「擔心健康的健康人」（the worried-well）。這種主觀的記性不佳，在老年人很常見，例如國外的一項研究發現，六十五至七十四歲的人自覺記性有問題者佔百分之四十三，八十五歲之後則高達百分之八十八。

自覺記性不佳者，將來罹患失智症的機會不見得較高，尤其是還在中、壯年期的人，會覺得健忘，可能是因為疲勞、壓力、工作過度、資訊過量、焦慮、憂鬱、身體狀況不佳或藥物（如抗組織胺的作用）等因素所造成。這些情況常讓人講話或做事時心不在焉，事件發生的訊息一開始就沒在腦海中登錄，沒儲存於大腦，之後當然也就想不起來了。

五大失智前兆

在何種情況下，需將「記性不佳」考慮為失智的前兆呢？

1.忘記的頻率增加，且症狀越來越嚴重。

2.忘了重要的事情或約會。

3.熟悉的人名或事物的名字想不起來。

4.講話時，很多詞彙說不出來。

5.合併其他認知功能障礙，如執行能力有困難。這時應該就醫，讓醫師評估是否有失智。

六大增智訣竅

隨著年紀漸長，記性難免會比年輕時差，那麼我們可以如何增進、維持記憶力呢？

1. **養成終身學習的習慣。**用腦如磨刀，越用越靈光。

2. **閱讀或學習新事物時，要反覆複習，以加深印象。**根據德國心理學大師艾賓豪斯（H.Ebbinghaus）的「遺忘曲線」（The Ebbinghaus Forgetting Curve），學習一天之後只會記得三分之一的內容，一星期後更只剩下四分之一的記憶，所以應在學習之後，每隔一段時間複習，以增強記憶。

3. **專心，一次只做一件事情。**不要一面走向冰箱準備拿蔥時，一面想下午要到學校接小孩去上鋼琴課，又擔心明天客戶的訂單，結果走到冰箱前就忘了要拿什麼東西了。

4. **善用備忘錄規畫行程和記錄生活瑣事。**把記憶用在刀口上，用來記重要的東西。

5. **保持愉快的心情和維持身體的最佳狀況。**例如：睡得好、不過分勞累等。

6. **養成良好的運動和飲食習慣。**可採用地中海型飲食★，並且每週至少運動三次，每次維持三十分鐘以上，即使不能做到有氧運動的程度，走路也是很好的運動。

★地中海型飲食：泛指地中海沿岸國家以蔬果、魚類、五穀雜糧、豆類和橄欖油為主，健康、簡單又營養的飲食風格。

懷疑記性有問題時請就醫

除了阿茲海默症，其他疾病也可能會造成失智，所以當發現家中長輩有失智症狀時，千萬不要因為覺得找醫生檢查太麻煩而自己亂買藥，還是要由醫師來判斷。

最近在某個聚會場合，初次見面的劉女士很不好意思地問我一個問題。她說：「我哥哥六十多歲了，近來記性很差，說過的事會一講再講。我懷疑哥哥得了阿茲海默症，這種病最後會怎樣呢？是不是所有的親人都不認得了，而臥病在床？這種情況多久之後就會發生？」

是否去看過醫師呢？劉女士回答沒有，並說這種病一直退化，聽說藥物也無法根治，看醫師不是也沒有幫助嗎？

顯然劉女士由報章雜誌得到不少有關阿茲海默症的訊息，並根據自己的臆測，先做了主觀判斷。

除了阿茲海默症，其他疾病也可能會造成失智

由於媒體和網路的發達，醫療知識唾手可得，但這是要讓我們對某些疾病的症狀有所警覺而去看醫師，或幫助我們對已確定診斷的疾病進一步了解和取得新知，而不是要「自我診斷」。

我告訴劉女士要勸她哥哥去看醫生，理由如下。

1. 記性不好，不見得就是失智症或阿茲海默症

有可能是正常老化、過度擔心、緊張焦慮、輕度認知障礙，甚至是憂鬱症、譫妄等。需經過醫師詳細問診及做認知功能測驗等，才能判斷是否真有認知功能異常，病因為何。如果病情不明朗，還得定期追蹤和評估才能確定診斷。

2. 確定是失智症後，也不見得是大腦退化性疾病或阿茲海默症

阿茲海默症約佔所有失智症的六成，表示有四成是其他疾病引起的，例如：多次腦中風引起的血管性失智症、腦瘤、庫賈氏病、硬腦膜下腔出血、常壓性水腦症和缺乏維他命B_{12}等。因此，需要做一系列的實驗室檢查，如：腦部電腦斷層、測血中的B_{12}濃度等，來確定是何種疾病所造成的失智症。每種疾病的治療方式和預後都不同，有些疾病預後較佳，如硬腦膜下腔出血，經神經外科醫師開刀把血水引流出來，是可以痊癒的。

3.大腦退化性疾病，也不見得就是阿茲海默症

還要考慮額顳葉失智症、路易氏體失智症和帕金森氏症合併失智症等，其症狀和治療也因而有所不同。所以當發現家中長輩有失智症的症狀時，千萬不要因為覺得找醫生檢查太花時間、太麻煩，而自己買藥給長輩服用。不同類型的失智症，藥物的治療效果不同，調藥的方式也有所不同，還是要由醫師做診斷來判斷。

4.即使確定診斷為阿茲海默症，也不見得「什麼人都認不得了」

阿茲海默症的認知功能是慢慢退化的，由輕度、中度到重度的時間雖然因人而異，但通常都會有好幾年的時光，可以讓病人和家屬慢慢適應，並做好長期抗戰的準備，包括家中照顧人力的分配、財務規畫、指定法定代理人、開立診斷書

和殘障證明、接受治療或考慮基因檢測，甚至修復家人關係，以及後續的安寧照護等等。有些失智長者會出現妄想或幻覺等精神行為問題，更需要耐心應對、醫藥幫忙或尋求支持團體的協助和諮詢。

5. 目前阿茲海默症還不能根治，藥物僅止於症狀治療

例如：乙醯膽鹼酶抑制劑可讓三到五成的輕至中度患者的認知功能退化得慢一點。然而，阿茲海默症的藥物研發日新月異，非常蓬勃，有許多新研發的試驗藥物（包括類澱粉疫苗）在做臨床試驗，而且前仆後繼。因為不曉得何時會有突破，唯有持續看診，與醫師保持聯繫，才有機會參加臨床試驗或接受新的治療。

劉女士的哥哥該看哪一科呢？許多大醫院都有記憶門診或失智症門診，或者在醫師的背景資料中，標註是看失智症的神經科或精神科醫師。在台灣臨床失智症學會的網站上，也將接受過完整失智症訓練課程且接受認證的醫師，列入了推薦名單，民眾可以參考選擇，擇近就醫。

認知功能的成功老化

將記憶力用在刀口上，善用各種感官和感受來加強記憶，對新知識重複複習以加深記憶。好好運用這三大祕訣，有助於讓記憶力更靈光！

隨著年齡漸增，記性難免減退，例如打開冰箱卻忘了要拿什麼東西。正如體力不如年輕時孔武有力，皮膚不再像年輕時光滑潤澤一樣，這是**正常老化的現象。與失智症狀的差別，在於這種記性差的情況不是經常發生，壞的程度不會與日俱增，其他認知功能正常，工作與日常生活不受影響，且經由別人提醒也可能稍後自己便回想起來**，例如再回到廚房時，就能回想起原來自己是要到冰箱拿蔥的。

不過，年紀逐漸增長，有些人的認知功能卻沒有隨著歲月而衰退，甚至思慮還越發精進，這種成功的認知老化如何做到呢？二〇〇九年六月《美國神經學期刊》的一篇文章記載，成功認知老化預測因子的長期追蹤研究可作參考。

成功認知老化的研究

美國田納西州與賓州的兩千零五十九位認知功能正常、且無重大疾病的男女居民，參加了這個研究，年齡由七十到七十九歲，在剛加入研究的基礎點（即研究中，受試者第一次接受檢查的表現）、第三、第五及第八年，均接受了修改型的簡短智能測驗（3MS）。

這項測驗評估注意力、立即記憶、短期記憶、計算能力、語言能力、視覺繪圖能力，以及對時間與地點的定向力等認知功能，分數由零到一百，分數越高，表示認知功能越佳。

八年後，根據智能測驗分數的改變而將參加者分為三組：百分之三十的參加者為保持組，其認知功能不變或稍微進步，測驗分數平均增加一分；百分之五十四為輕度減退組，測驗分數平均減少二．二分；百分之十六為明顯減退組，測驗分數平均減少九分。

經過詳細的統計分析，整理出認知功能保持不退步的這組人有以下特質：他們比減退組年輕五歲，白種人，受高中以上教育，認字程度九年以上，每星期有中等以上強度的運動，不抽菸，有工作或當志工，非獨居，以及沒有第四型的血脂蛋白基因E。

在這些因子中，除了種族、年齡及基因外，其他都是後天因素，是個人能力所及的、可努力的目標。其中，「教育」以及「認字程度」這兩個因子，更印證了受教育與多動腦以增加認知存款的重要性。

三大祕訣讓記憶力更靈光

一般人除了多動腦、養成終身學習的習慣外，還有幾種方法讓記性更靈光：

1. 將記憶力用在刀口上

把記憶用來記重要的以及新的事物，例如：善用備忘錄來登記電話號碼、行程，將鑰匙、眼鏡等東西放在固定的地方等。

2. 善用各種感官和情緒上的感受，以及與其他事件的關聯來加強記憶

例如：記住一家新餐廳的某道菜名時，聯想到其佐料的特別香味和用餐的愉快心情。

3. 對新知識重複複習，且每次間隔時間越拉越長，以加深記憶

將新知識有系統地整理記錄下來，或是將其運用到工作和日常生活中，可方便隨時複習且加深印象。

記憶訓練有用嗎?

輕度認知障礙患者是失智症的高危險群,但可以藉由記憶訓練來增強記憶力,並且定期至門診追蹤,當有一天真的進展到失智症時,可及早開始進行治療。

輕度認知障礙患者是失智症的高危險群

當記憶力從正常退化到失智症時,有一個過渡期稱為「輕度認知障礙」。輕度認知障礙是患者本人覺得記憶不佳,認知功能減退,客觀的認知功能測驗也顯示其近期記憶或其他認知功能確實較差,但整體認知功能的衰退不大,不至於影響生活作息或工作,所以還沒嚴重到失智的程度。

然而，輕度認知障礙的患者是失智症的高危險群。

雖然不是所有的輕度認知障礙者均會轉變為失智症，但依據國外的研究，每年約有百分之十至十五的機會演變為失智症，遠比一般老年人每年約百分之一至二會發生失智症的機率高了許多。台北榮總神經醫學中心長期追蹤研究也發現，在門診追蹤的輕度認知障礙患者，每年約有百分之十二會進展到失智症，所以這群人是需要被多加注意，定期做追蹤檢查的族群。

那麼，要如何才能減緩這群輕度認知障礙患者記憶力的退化呢？提早開始服用治療輕到中度阿茲海默症的乙醯膽鹼酶抑制劑，是否有用呢？

提早使用失智藥物？無法預防失智發生！

二〇〇五年，《新英格蘭醫學期刊》發表了一篇對七百六十九位輕度認知障礙患者的藥物試驗報告，結果顯示，使用乙醯膽鹼酶抑制劑「愛憶欣」（donepezil）十毫克或維生素E兩千IU治療三年後，患者記憶力的退化情形與服用安慰劑組沒有差別，而且也沒有減少失智症發生的機率。

考科藍實證醫學資料庫（Cochrane）在二〇一二年，分析了九個乙醯膽鹼酶抑制劑對輕度認知障礙患者的「隨機雙盲有安慰劑控制組」的藥物試驗★，共收集了五千一百四十九人的資料，結果也顯示乙醯膽鹼酶抑制劑在治療一到三年後，並沒有證據顯示能減少輕度認知障礙患者退化為失智症的效果，甚至比安慰劑組有明顯較多的副作用。所以到目前為止，並無藥物能有效防止輕度認知障礙轉變為失智症。

★隨機雙盲有安慰劑控制組的試驗：是一種最嚴謹的藥物試驗設計。「隨機」指將受試者依隨機方式分到試驗用藥組或安慰劑組。「雙盲」是受試者和評估效果者均不能知道受試者服用的是安慰劑還是試驗用藥。「安慰劑」指不含任何藥理成分的製劑或劑型，外形與試驗用藥相同的藥劑，通常用於藥物試驗中以和試驗用藥比較，確定藥效是真由藥物的有效成分產生，或只是患者感覺有收受到治療就覺得有改善。

記憶訓練是否能增強記憶力？

那麼，是否可用記憶訓練來增強記憶力呢？

記憶訓練對阿茲海默症病人只有些微的效果，無法有效改善病人的記憶力，這是因為其大腦退化較嚴重之故。但是**對於輕度認知障礙的患者，由於大腦神經細胞的破壞沒有那麼嚴重，所以記憶訓練或認知訓練是有助益的。**

二〇〇八年，一篇針對「認知訓練在輕度認知障礙患者療效」做文獻回顧的文章中指出，認知訓練可以減緩患者認知功能退化的速度，經過訓練，他們的記憶力和情緒都有改善。但輕度認知障礙患者所需的訓練方法，可能與失智症病人不同。針對輕度認知障礙患者缺損的認知功能項目所特別製定的認知訓練，比未經過設計的全面性認知訓練更有效果。

二〇一三年，西班牙學者發表了一篇探討長期認知訓練效果的研究報告，研究對象是七十七位輕度認知障礙患者，和二百四十位年齡大於六十四歲的正常人。參加者依據其認知功能的狀況，被分派到認知刺激活動、團體社交活動與藝術治療等課程，在九個月的訓練後，正常組的整體功能有進步，而輕度認知障礙組的認知功能不再繼續惡化。兩組的情緒、自我認定感和生活品質在量表上都有進步。

所以當您或家中長輩的認知功能開始出現退化，但尚未嚴重到失智症的程度時，不用著急地質疑醫師為何不開藥？為何不提早開始治療？使用認知訓練的方法，例如：參加相關專業團體特別為輕度認知障礙或輕度失智症患者所辦的「瑞智學堂」（可參考「台灣失智症協會」網站，網址參見第二六七頁〈附錄〉），可能反而是一個不錯的選擇。

但還是不要忘了，**一定要定期在門診追蹤認知功能的狀況**，以期當真的進展到失智症時，可以及早開始進行治療！

勤運動，減少認知功能的減退

運動不管從什麼時候開始都不嫌晚，就算只是走路也行，每天出門散步四十分鐘，不僅可以控制體重，也有助於維持良好的認知功能！

二〇一一年是戰後嬰兒潮（一九四六至一九六四年出生）邁入六十五歲的第一年。台灣二〇一二年的平均壽命為男性七十六歲、女性八十三歲，表示**六十五歲以後的平均餘命還有二十年，甚至更長**，因此，更需要好好規畫。老年人都希望身體健康、頭腦清楚，但如何才能讓腦筋清楚，認知功能不衰退呢？

除了多動腦，另一個簡單有效的方法就是勤運動。運動與大腦的關係，可由動物實驗、流行病學研究和臨床試驗三方面來印證。

運動與大腦的關係之一：動物實驗

一九九九年，科學家發現把大白鼠關在有許多玩具和運動裝置的大籠子裡，其空間記憶力遠比被關在一般單調籠子裡的大白鼠為佳，且海馬迴的新生細胞也較多。

而進一步分析後發現，對記憶最有幫助的，是自發性的轉輪跑步運動。

運動與大腦的關係之二：流行病學研究

1.運動多或體能活動多的人，認知功能比運動少的人好

許多流行病學研究顯示，運動多或體能活動多的人，認知功能比運動少的人佳，但大多是橫斷面（即比較不同年齡層者在同一時間的表現）且回溯性的資料。例如：二〇一〇年《美國神經學期刊》的一篇論文中，比較一百九十八位輕度認知障礙者和一千一百二十六位認知功能正常者，以統計分析控制其他干擾因

子後，發現最近一年內每星期從事五到六次中等程度運動者，認知功能減退的機會減少了百分之三十二。

2.從年輕時就要開始養成運動的習慣

另一篇發表於二〇一〇年的《美國老年醫學期刊》，針對九千三百四十四位女性（平均七十二歲）所進行的問卷調查，詢問其在青少年時、三十歲、五十歲以及最近一年的運動情況，並檢測其認知功能，發現與不運動者相比，從事運動可減少認知功能的減退，而且以青少年時期的運動最為有效，可減少百分之三十五的機率。因此，運動對於認知功能的確有正向的幫助，而且最好從年輕時就開始，養成運動的好習慣。

3.只要有動，就有減緩智能退化的效果

流行病學中，較具說服力的是具有前瞻性的長期追蹤研究。二〇一一年的《內科學期刊》有篇綜論，分析十五個長期追蹤研究，總括三萬三千八百一十六位無失智症者，絕大多數大於六十五歲。追蹤一年至十二年後，其中三千二百一十人出現認知功能減退。經過統計模式分析，發現從事高度體能活動者的認知功能減退，比不活動者減少了百分之三十八，而從事低和中等活動者也減少了百分之三十五，所以只要有動，就有減緩智能退化的效果。

運動與大腦的關係之三：臨床試驗

雖然流行病學結果顯示，運動與認知功能有正相關，但還需要臨床試驗以證實其因果關係。

根據二〇〇八年墨爾本大學的研究，一百七十位自覺記性不佳但無失智的自願者（平均六十九歲），被隨機分配成「接受六個月運動訓練」及「沒接受訓練」兩組，有運動訓練者，每星期三次、每次五十分鐘，主要是走路。六個月後，接受訓練這組的認知功能雖只有少許進步，但明顯地比沒接受運動組的表現更佳。

另一個是二〇一〇年，來自伊利諾大學的功能性磁振造影研究，發現三十位平均六十七歲的老人，經過一年的走路訓練（每星期三次、每次四十分鐘）後，不僅腦部額、顳葉的功能性連結明顯增強，且執行能力也有了進步。

運動不管從什麼時候開始都不嫌晚，不妨現在就養成運動的好習慣，即使只是走路也行，每天出門散步四十分鐘，不僅可以控制體重，也有助於認知功能的維持呢！

做家事也可以預防失智症？

不管是休閒運動、走路或做家事，甚至只是從沙發上起來伸伸懶腰或去廚房拿飲料，只要活動得夠多，就有可能降低罹患失智症的風險。

想要聰明就要動

隨著歲月增長，身邊有不少朋友都已逐漸邁入六十歲大關，有人開始忘東忘西，大家在相互取笑之餘，也不免擔心自己會得到老年失智症。因此，該如何預防阿茲海默症或大腦退化，常是大家聚會時的熱門話題。

阿茲海默症是最常見的失智症，雖然其臨床症狀和大腦的病理變化已經很清楚，但除了少數是由於基因遺傳而致病外，真正的病因至今未明，不僅目前還無法根治，使用藥物治療的效果有限，而且無法完全預防。

雖然無法完全阻止阿茲海默症發生，但還是有跡可循，得以延緩發病的時間。主要的預防策略，是從多項保護因子著手，其中之一就是多運動。

根據動物實驗發現，運動可以提升腦源性神經滋養因子和血管內皮細胞生長因子的濃度，並促進腦內葡萄糖的代謝功能。醫學文獻中，也有不少關於多運動可降低罹患阿茲海默症的機率，或減少認知功能退步的資料，但其運動方法和時間都靠參加者主觀的回憶，這種事後的回顧，可能會有記憶上的偏差。雖然也有介入性的研究，例如：從事某種運動一段時間的參加者，其認知功能比沒從事運動者較佳，但此類研究通常參與的人數較少，且都是刻意安排的運動，因此與實際生活有段距離。

日常生活中的身體活動有效果嗎？

如果不特別運動，光是日常生活中的身體活動，是否也有同樣的效果？刊登於《美國神經學期刊》的一篇論文，剛好可以回答這個問題。

一般人的日常活動研究

二〇一二年四月，《美國神經學期刊》刊登了一篇來自芝加哥拉許大學（Rush University）的論文。作者讓七百一十六位沒有失智症、且平均年齡八十二歲的社區居民（男性一百一十四位、女性六百零二位），在非慣用的手腕（通常是左手）上戴一個「腕動計」（actigraphy）。腕動計約手錶大小，可記錄身體的一切活動，所以它不僅偵測到運動，還包括走路、煮飯和打電腦等日常生活中常做的各種活動，這些訊息經連線到電腦並分析後，可得到一個客觀的每天活動量總值。

參加者必須連續十天，全天二十四小時都戴著腕動計不離身，並且每年做一次詳細的心智功能評估。在平均追蹤了三年半後，其中有七十一位（百分之九．九的機率）罹患阿茲海默症。

在此研究族群中，年輕的參加者每日活動量較大，女性和教育程度高者的活動量也偏高，這些因素可能會影響阿茲海默症的發生率。

結果顯示，即使研究人員將年齡、性別和教育的影響，也加入統計分析中做校正，每天總活動量和阿茲海默症的罹患率仍有明顯的負相關——也就是說，活動量越低者，得病的機率越高。若將參加者依活動量做分組，處於活動量最低的百分之十的參加者，罹患阿茲海默症的機率是活動量最高的百分之十參加者的二・三倍，而且活動量高者的認知功能退化情形也較少。

活動量和認知功能，受到參與者的運動功能、慢性病、憂鬱症狀、是否從事運動或動腦的休閒活動等的影響，因此把這些可能的干擾因素加入，進一步統計分析後，得到的結論也相同。

這個研究帶來一個重要的公共健康訊息，那就是：**不論年紀大小，只要多活動，不管是休閒運動、走路或做家事，甚至只是從沙發上起來伸伸懶腰或去廚房拿飲料，只要做得夠多，就有可能降低罹患老年失智症的風險。**選擇容易做、隨時可做的活動，安全又不花費時間，同時也非常符合經濟效益。

常聽人說「要活就要動」，也許現在可以再加上一句「想要聰明也要動」了吧！

社交網絡大，失智機會小

預防失智症，可以從日常生活著手，增加社交活動就是其中之一。拓展交際網絡，多交朋友、多與人相處，對認知功能有很好的保護作用！

朋友的母親今年七十歲，雖然老伴幾年前去世了，但她一向身體硬朗且獨立，由於獨居在鬧市，生活也方便。不過朋友最近注意到，儘管母親日常生活沒問題，但記性已不如以往靈光，擔心母親將來會不會得到阿茲海默症，問我是否應該請母親來同住，至少到了晚上，一家子上班的、上課的都回來了，大夥兒說說話、聊聊天，讓母親多點講話的機會，大腦是不是比較不會退化？

朋友說得沒錯！預防阿茲海默症最好的方法，就是多動腦、多從事益智的休閒活動，當然也可從其他日常生活方式著手，多與人相處、增加社交活動就是其中之一。

多與人相處對認知功能有保護作用

二〇〇八年七月的《美國公共健康期刊》中，有篇對於加州兩千二百四十九位，平均年齡八十歲、無失智症的年長女性做追蹤研究。在基礎點時，除了認知功能等評估外，還對參加者的社交生活做了兩項問卷：一項是其社交網絡的大小，包括每個月至少接觸一次、需要時會提供幫助、可談心分享祕密的親友數目，另一項是評估親友來訪、來電或來信的次數。

四年後，共有兩百六十八位發生失智症。由於年齡、認知功能、教育程度、身體疾病等，都會影響失智症的發生率，把這些因子以統計方式加以控制後，發現與社交網絡較小者相比，社交網絡較大者得到失智症的機會少了百分之二十六；而與一個星期少於一次者相較，每天都與人接觸者得失智症的機會少了百分之四十三。可見，多與人相處對認知功能有保護作用。

哪些社交活動對認知功能有保護作用？

哪些社交活動對認知功能有保護作用呢？芝加哥拉許大學醫院的一個研究可作為參考。八百三十八位無失智症的老年人（平均年齡八十歲、教育年限十四年，其中百分之七十五是女性）接受認知功能評估，以與其社交情況做相關比較。

社交情況分三方面評估：社交活動的多寡、社交支持度以及社交網絡的大小。其中，「社交活動」是指參加者在過去一年所從事的六種常見活動的情況：**1.**在飯店用餐、看運動比賽、玩賓果；**2.**旅遊；**3.**做志工；**4.**訪問親友；**5.**參加團體活動；**6.**上教堂或其他宗教活動。每一項活動又根據其發生次數的頻率分為1到5，例如：「5」是每天發生，「1」是每年一次或少於一次，因此可得到一個六項活動的平均分數，分數越高，表示社交活動越活躍。

「社交支持度」是指需要時有朋友會幫忙。而「社交網絡」，是指參加者一個月至少會見面一次的親友人數和次數。

由於社交行為會受到各種因素的影響，如：年齡、性別、教育程度、體能活動、益智活動、憂鬱症狀及身體疾病等，把這些因子以統計方法控制後，發現社交活動的多寡，和社會支持度與認知功能有正相關，而社交網絡的大小卻與認知功能沒有相關，表示社交活動以及對社交支持度的滿意度，比社交網絡的大小來得重要。

這兩個報告都是觀察性的相關性研究，其因果關係的說服力不如直接的介入性研究來得強，但對人類的研究很難如實驗室研究般，能控制其因果關係。不過多年前，就有學者發現關在生活環境豐富的大籠子裡的老鼠，比關在一般籠子裡的老鼠的認知功能較好，其腦內海馬迴的再生神經細胞數目也較多。那是因為大籠子裡除了食物和水之外，還有轉輪、滑梯等各種玩具，老鼠可以做體能、益智活動和社交活動。

因此，我不僅對朋友邀請母親同住的想法大表贊同，而且每次在戶外看到三五成群的中老年人結隊出遊時，心底總為他們高興不已。

我愛KTV
——培養嗜好防失智

跟三五好友一起歡唱KTV，是既簡單又容易持續的休閒活動，不但有助於預防失智症，還能增強專注力，讓人更有自信、認同感和歸屬感！

擁有簡單又容易維持的嗜好

前陣子我到某家醫院演講，強調人人都該提早做好將來可能得到老年失智症的準備，方法之一，就是**盡早培養興趣或嗜好，而且最好是簡單且容易維持的休閒活動**。一方面是此嗜好可以讓我們動腦、動手，有助於預防失智症；另一方面也是當老來罹患失智症時，簡單的嗜好容易維持，不僅能自得其樂，同時也減少照顧者的負擔。

演講後的發問時間，有位醫師問我最喜歡的興趣是什麼？我脫口而出：「唱ＫＴＶ。」現場笑聲揚起，不知是因為ＫＴＶ太通俗，還是許多在場的人也有相同嗜好，引起共鳴。

音樂的範圍既廣，起源也很早，古今中外，音樂雅俗共賞，常用來述事、抒情、憐惜、感嘆、減壓、療傷、娛樂和激勵人心等，甚至有醫療效果。除了聽自己喜歡的音樂或彈奏自己喜愛的樂器外，歌唱，尤其是大家一起歡唱，更吸引人。**老年人一起唱歌，除了感到快樂、愉悅，還能增強專注力，更有自信、認同感和歸屬感，也較不寂寞。**

ＫＴＶ有療癒功能

不少醫學文獻報導，音樂治療可以減輕病痛，例如：退化性關節炎患者可藉由音樂治療減少疼痛感；失智症病人聽輕柔的背景音樂可以平穩情緒，減少激動行為。

二〇〇八年三月的《大腦》醫學期刊上，有篇來自荷蘭的研究，五十四位急性腦中風的病人，除了接受常規復健外，在病情穩定後被隨機分配為三組：

第一組，每天聽一到兩小時的音樂，可自由選擇所喜歡的音樂；

第二組，每天聽自己喜歡的有聲書或語言錄音帶一到兩小時；

最後一組是對照組，不聽音樂也不聽語言錄音帶。

經過兩個月後，發現「聽音樂組」的近期記憶和專注力，明顯比「聽語言帶組」和「對照組」進步得多。而且與「對照組」相比，「聽音樂組」的情緒較穩定，憂鬱情況也減少了。

KTV（卡拉OK）數十年前在日本崛起，在台灣也甚為流行。不同於一般的歌唱，KTV的螢幕有歌詞和畫面，且把歌唱者的歌聲融入音樂情境中，變得更好聽，讓手握麥克風的歌唱者更有自信，更能掌握，甚至自我陶醉。台下的聽眾鼓掌讚揚，讓氣氛更是融洽。不過有些人五音不全，又拿著麥克風不放，完全不曉得聽眾的煎熬。因此，若是沒有足夠的把握，KTV還是與親朋好友在單獨的包廂裡同樂，比較自在。

一九九八年，《新加坡醫學期刊》曾刊登一篇來自香港威爾斯親王醫院的研究，八位平均三十歲、有慢性精神分裂症且病情穩定的男性患者，隨機分為兩組：一組唱ＫＴＶ，另一組只是歌唱。兩組所唱的歌曲相同，每次都唱四十五分鐘，每週兩次，共持續六週。研究結果發現，ＫＴＶ組的病患變得比較會主動與人說話，但也顯得較焦慮。

此小規模研究雖不能下定論，但可見得ＫＴＶ除了自娛娛人之外，也許可以嘗試應用於治療。

所以，讓我們一起來聽音樂、唱歌或歡唱ＫＴＶ吧！

雖然失智，仍可享受唱歌的快樂

音樂帶動情緒，而愉悅的情緒可以加強近期記憶。唱歌除了怡情養性，更能讓失智症患者降低焦慮，增進生活品質。

老歌屬於長期記憶的一部分

有位罹患輕度阿茲海默症的七十八歲女士，每週上完ＫＴＶ課後就忘了老師所教的歌，當然回家也就沒練唱。但到了下星期，老師帶領大家把上週教的歌複習幾次後，八位同學輪流上台唱，最後輪到她時，她竟然也可以跟著ＫＴＶ的旋律唱得不差，讓其他在家裡努力練唱的同學覺得很訝異。這位輕度失智的女士過去並沒有音樂素養或接受歌唱訓練，平常說過的話馬上就忘了，為何卻仍保有當下學習並享受唱歌的能力呢？

在人類的大腦中，司管歌唱與語言的部位，到底有什麼不同？阿茲海默症患者對歌曲的記憶力，比記語言還強嗎？唱歌能治療阿茲海默症嗎？

長久以來，人們便知道把一段文字或句子以唱歌的方式展現出來，比較容易記住，稱為音樂記憶術，因此會以為大腦司管唱歌，與語言的部位有所不同。但其實兩者的神經路徑是一樣的，都涵蓋了由口腔和咽喉等發聲器和共鳴腔、聲帶、腦幹、大腦的運動、感覺和聽覺區，以及耳朵的耳蝸；只是唱歌還得利用胸部的呼吸肌肉和腹肌配合呼吸。因此，有些阿茲海默症患者還能正確地唱出老歌，其實是因為這些**老歌的曲調和歌詞是屬於長期記憶的一部分，仍然保存在大腦深處**之故，所以在沒有練習後，仍能自在享受著歌唱的能力。

失智者怎麼會唱新歌？

既然如此，上述那位七十八歲的輕度失智女士，怎能跟著旋律唱出新歌呢？

一篇來自波士頓大學，發表於二〇一〇年八月《神經心理期刊》的論文，也許可以解釋這個現象。

十三位平均七十七歲的阿茲海默症患者，和十四位平均七十四歲的健康者，觀看在電腦螢幕上連續出現、節錄自他們所不熟悉的兒歌歌詞，共四十小段，其中二十段歌詞出現時同步播放歌唱，另外二十段則只播放與歌詞同步唸出的聲音。之後，把這四十段歌詞與另四十段未出現過的新歌詞並列，讓所有受試者選擇是否曾經看過此段歌詞。

結果發現，健康者對歌詞記憶的正確率，比阿茲海默症患者好。但健康者對記唱歌和唸歌詞的正確率（分別為百分之七十四與百分之七十七）沒差別；而阿茲海默症患者對唱歌的正確率，明顯比唸歌詞的為佳（分別為百分之四十與百分之二十八）。

阿茲海默症患者對歌唱的表現之所以比僅僅唸歌詞的記憶更佳，作者認為有兩個可能因素。一是大多數人的語言中樞在左腦的額葉和顳葉，但是管控聲調和旋律則主要在右腦，也許阿茲海默症患者右腦司管音律的部位相對退化得慢。不過較為可能的是第二個原因：**音樂讓患者比較覺醒，增強其注意力，進而改善學習能力和短期記憶。**

的確，音樂帶動情緒，而情緒加深記憶。司管情緒的腦部杏仁核就在海馬迴旁邊，因此情緒——尤其是**愉悅的情緒，可以加強近期記憶**。

多年來，不少小規模的臨床試驗顯示音樂治療，尤其是歌唱治療，雖然對失智症患者的認知功能沒有明顯效果，卻有助於增加注意力，改善其精神行為問題，尤其是減低其焦躁的情緒，讓照顧者比較好照顧。

古早的人類就常以歌聲來表達心意或抒發情緒，如中國的《詩經》。歌曲除了以歌詞內容表達意思外，還有歌曲的音調節奏、抑揚頓挫，使得唱歌者和聽歌者跟著旋律和歌詞而情緒起伏，或悲傷、思情，或愉悅、振奮。

歌唱不僅可以怡情養性，還可以加強記憶的連結，更可讓失智症患者降低焦慮，增進生活品質。

老人家失眠怎麼辦？

失眠不僅會影響生活品質，還會造成焦慮、易怒、憂鬱，甚至容易跌倒。長期失眠更會增加罹患慢性病的機會，如心臟病、糖尿病及呼吸道疾病等，不能等閒視之。

什麼是失眠？

倒頭就睡，一覺醒來，精神飽滿，好舒服啊！

然而，有將近一半的老人家都睡得不好。常聽到的抱怨是躺在床上的時間多，但是卻無法入睡或睡得不安穩，時常半夜醒來就再也睡不著，或是早早便醒來，白天覺得倦怠，時常打瞌睡。

沒錯，健康的老年人因為生理功能及神經系統（尤其是交感神經）的變化，加上生理時鐘的改變，會睡得較淺。完整的睡眠循環可分為四個時期，第一期和第二期的大腦活動開始減慢，第三、四期則全身肌肉放鬆，進入沉睡。老年人大部分是處於第二期的淺眠，而沒達到熟睡的第三和第四期睡眠。

失眠的現象包括：無法入睡、無法維持睡眠，及無復原效果的睡眠（就是睡醒後，疲勞感還在）。**老人家的失眠常為慢性，即每星期有三天以上睡不好，且持續一個月以上。**這種慢性失眠是很痛苦的，不僅會影響生活品質，白天無精打采，無法集中精神因而記憶減退，且造成焦慮、易怒、憂鬱，甚至容易跌倒。長期失眠更會增加罹患慢性病的機會，如心臟病、糖尿病及呼吸道疾病等，不能等閒視之。

老人失眠的常見原因

失眠的原因有很多種，**老人家的失眠較常見的是其他因素所引起的，如身體或精神的疾病、藥物的副作用、心理或外在的因素等**，因此需要針對這些疾病、因素給予適當的處置與治療。

一般而言，**失眠以看精神科醫師為主**。

另外，**失眠也可能是與睡眠本身有關的疾病**，稱為「原發性失眠」（primary insomnia），例如：阻塞性睡眠呼吸暫止症（obstructive sleep apnea）、不寧腿症候群（restless legs syndrome）、陣發性肢體抽動症（periodic limb movement disorder）、日夜節律睡眠異常（circadian rhythm disorder）或異睡症（parasomnias）等。這些疾病較少見，需尋求胸腔內科、神經科或精神科醫師等睡眠專家的協助，有時還需要做腦波或多頻道睡眠記錄（polysomnography）等特殊檢查。

身體疾病也會導致失眠，各種器官的慢性疾病所造成的疼痛、行動不便、呼吸困難或頻尿等不舒服的症狀，都容易讓老人家失眠。比如：有些長者因背痛或退化性關節炎所造成的疼痛，而無法安穩地睡覺。

此外，鬱血性心臟衰竭、肺氣腫、氣喘、攝護腺肥大、甲狀腺功能亢進、夜間食道胃酸逆流等腸胃疾病、失智症等也是常見的失眠原因。約有百分之六十的帕金森氏症患者會覺得睡不好，除了可能是因為身體僵硬、疼痛，在床上翻身不便而睡不好之外，也可能是因為所服用藥物的副作用而有視幻覺或妄想所引起的。

睡眠問題也可能是神經退化性疾病的早期表現。以全部睡眠階段中最淺的「快速動眼期」為例，快速動眼睡眠行為異常，就可能是帕金森氏症或相關神經退化性疾病的早期症狀。此種睡眠異常通常發生在後半夜，當患者的睡眠處於快速動眼期時，會出現一些動作或手腳亂踢，激烈的動作可能會傷害同床的人，甚至起來走路、吃東西，而自己第二天卻不知道。

二〇〇九年，《神經學期刊》刊載了一篇文章，長期追蹤九十三位平均六十五歲的快速動眼睡眠行為異常患者發現，五年後達百分之十七．七的危險性有神經退化性疾病，十年後有百分之四十．六，十二年後的危險率則高達百分之五十二．四，大部分的患者為帕金森氏症或路易氏體失智症。

有些老年人雖然抱怨晚上睡不著，但其實白天時常昏昏欲睡，坐在沙發上就在打瞌睡，這種**白天嗜睡的狀況也要小心，可能是認知功能退化的早期症狀**。

二〇一二年有一篇法國的研究，對四千八百九十四位六十五歲以上、認知功能正常的老年人，做了八年的長期追蹤，評估各種睡眠問題，如：入睡困難、睡眠品質不佳，維持睡眠困難、白天嗜睡、太早睡醒等對認知功能的影響。結果發現在各種睡眠問題中，只有白天嗜睡會增加日後認知功能退化的危險性。有可能是因白天嗜睡，活動量變少而加速退化，也有可能是失智症大腦的早期病變影響了腦部功能，使老人家變得嗜睡。

老年人的失眠常為慢性，原因有時不只一種，要了解其失眠的內涵，找出失眠的原因，再慢慢地由調適生活、環境或藥物等著手。

當家中長者抱怨晚上睡不好，要注意是否有白天睡太多的問題，鼓勵他白天多活動，不只可以改善睡眠狀況，還能減少認知功能退化的風險。

腦子勤保養，老來不健忘

多動腦、勤運動、從事休閒活動、吃七分飽，並維持豐富的社交生活，加上減少對大腦的損害，如避免中風、酗酒、腦外傷和慢性壓力等，就能維持老來不健忘。

記憶力在六十歲左右才開始明顯減退

人過中年，總覺得記性大不如前，到了老年更難免丟三落四，因此一般都認為記憶力減退是老化的正常現象。

的確，根據流行病學研究中，比較不同年齡層的人、在同一時間表現的「橫斷面研究」，發現人的記憶力在二十多歲時最強，之後開始衰退。但是根據對同一群人進行長時間追蹤的「縱斷面研究」，發現**記憶力在六十歲左右才開始明顯減退**。所以中老年人的記性也許不如一般人想像中的差，之所以會覺得記性不好，可能是不夠專心和瑣事煩心之故。

記憶不減反增的「高功能老人」

有些老年人的記憶力不但沒有隨著時間減退，甚至還稍許進步，這些「高功能老人」在近年來一直受到研究者的青睞。

例如：一篇來自加拿大，發表於二〇〇二年《神經影像期刊》的論文，分別對記憶較佳的老人、記憶普通的老人以及正常的年輕人共三組（每組八人），以正子攝影探討他們在做記憶聯想測驗時，腦細胞活躍的情形。

結果發現記憶普通的老人與年輕人一樣，都只有腦部的右側前額葉活化，而記憶佳的老人其兩側的前額葉都活化。所以推論記憶佳的老人動用更多的腦細胞，提供更多的資源，以代償作用★彌補了因老化所帶來的記憶減退。

★代償作用：是人體中的一個保護機制，當器官中的某部分組織功能減退時，會以加強其他部分的組織運作效能來補償器官維持正常功能之所需。

最近一篇來自瑞典，發表於二〇一三年五月《神經科學期刊》的文章則有不同論點。

作者長期追蹤一千五百六十一位、三十五至八十歲社區居民的記憶力，經過十五到二十年後，其中百分之二十二屬於高功能老人，百分之六十七的記憶稍微減退，屬於尋常老人，而百分之十一的老人則記憶明顯減退。其中，五十一位平均年齡六十九歲的高功能老人、與其年齡相當的五十一位尋常老人，以及四十五位平均年齡三十五歲的正常年輕人，接受了臉部與名字聯想的記憶測驗，並同時做腦部功能性磁振造影檢查，以偵測腦細胞的活性。

結果發現，雖然在做記憶聯想時，需動用到大腦許多部位，但高功能老人的左側前額葉和左側海馬迴的神經細胞活化的程度與年輕人相同，且明顯比尋常老人為高。這表示高功能老人之所以記性較佳，是因為他們從年輕時都一直在動腦，大腦保持著與年輕時相同的活性，以維持大腦的記憶功能，而非代償作用。

大腦越用越靈光

不管是大腦代償作用或長期維持腦活性，這兩篇論文都呈現大腦是用進廢退的，更告訴我們老來不一定健忘，大腦會越用越靈光！

因此，如果天生記性就好，則需多動腦、勤運動、從事休閒活動、吃七分飽，並維持豐富的社交生活，而且在成長和變老的過程中，減少對大腦的損害，如避免中風、酗酒、腦外傷和慢性壓力等，則能維持老來不健忘。如果天生記性平常，還是能靠著同樣的方法和途徑，加強大腦其他部位的功能，以代償功能來做到老來不健忘，讓我們一起努力吧！

老有所備

愉快地活在當下，不緬懷過去。專心地享受吃飯，體會食物的滋味；專心地享受看書，體會閱讀的樂趣。如此，腳步自然就會放慢、心平氣和，別有一番境界的成就感。

讓老年之旅充實愉快

有位五十出頭的女士因高血壓來看門診，我覺得她有點面熟，原來是二十年前的老病人，當年她罹患的是年輕女性常見的自體免疫疾病「肌無力症」，經過治療後痊癒，已多年未復發。而今步入中年，罹患了中老年人好發的高血壓。

歲月是擋不住的，不同年齡層有不同的疾病侵擾。比如嬰兒時期常見的毛病是感冒、拉肚子；青少年有青春期的煩惱；人到中年，往往就有高血壓、糖尿病或癌症。到了老年更是百病叢生，有如一輛需要時常維修或更換零件的車子。

人人都怕老！不僅是外貌身形的改變，還有病痛、失去舞台、財富減少以及對地位權力的失落。但生老病死是人生的套餐，由不得我們抗拒。

當我們要去新的地方旅行時，往往會很興奮地預先看書、上網找資料、查地圖，或向去過的朋友探聽以玩得愉快、盡興。如今已是中年的我們，應該未雨綢繆，及早知道如何走向老年之路。心裡有充分準備，在人生旅程這條單行道的後半段就會走得更充實愉快。至於這個老年之旅的資訊有哪些呢？

1.熟悉疾病

隨著年齡的增長，各種器官的退化性或慢性疾病會逐漸侵襲。觀察身邊的長輩、周遭的老人家，不難想像年老後可能發生的疾病，如：關節炎、高血壓、心臟衰竭、骨質疏鬆、中風、癌症、失眠、便祕和白內障等。當然，這些疾病不會全部發生在你身上，但事先了解，等到疾病來臨時，就不會慌亂，知道應如何面對。

2.角色轉換，價值觀改變

老年人由職場退下，失去了原有的工作及權力，很可能在家中也會失去主導地位，這種失去與失落的恐懼常會造成不安、落寞，甚至憂鬱。這時就要學著改變價值觀，轉換心境，卸下生活重擔，為能自由自在地安排生活而喜悅，並尋求新的事物與興趣。自在做自己，不在乎別人怎麼看你。詩人朗費羅描述得很好：「老年就如青年，是一個良機，雖然它外貌不同。當黃昏的薄暮緩緩退去時，天空浮現了白晝時看不見的星辰。」

3.踏著自信的步伐前進

年紀漸大，體力當然不如前，不能再像以前一樣活蹦亂跳，不能像當年，能夠如何如何……把步調放慢，曉得自己體能的極限，愉快地活在當下，不緬懷過去。而且最好「一次只專心做一件事」，專心地享受吃飯，體會食物的滋味；專心地享受看書，體會閱讀的樂趣。如此，腳步自然就會放慢、心平氣和，別有一番境界的成就感。

4.邁向成功的老年

年老，雖然無可避免，但許多醫學文獻均報導，中年時要多運動（每天散步四十分鐘）、多動腦、吃七分飽、不抽菸、多交朋友、保持正面心態及愉快心情，並且持續保持好的生活習慣。

了解老化，適時改變心境，快樂健康地生活，可以讓我們優雅地步入老年！

Chapter 3

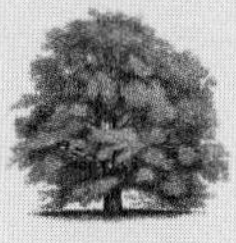

有一天，我們也會老

——學習如何面對和照護失智症

有一天我們也會老

當長者失智的症狀越來越嚴重，要有父母與兒女可能角色互換的心理準備，也要了解，他們的認知功能雖然逐漸退化如小孩，但不像小孩有學習成長能力，是不能勉強的。

當家裡有了「老小孩」

有位親戚新婚後和婆婆同住，發現婆婆常對左鄰右舍說媳婦不給自己飯吃，讓她忙著闢謠，因此婆媳關係不好。而這位親戚每天還要上班，生活因此變得很緊張。經過一段日子才發現，原來婆婆是罹患了失智症，有被遺棄的妄想，所以是因為病症的出現，才讓她和婆婆之間產生了誤會。

一位醫師朋友的高齡父親，常在晚餐時重複說一件往事或同一個笑話，家人的臉上總會露出「又來了」的表情。幾年後，朋友的父親被診斷為失智症，想起以前對父親重複講同一個笑話的不耐煩，他不禁有點自責，當初如果能對父親的笑話，都當作第一次聽到而興高采烈地回應，不知父親會有多高興！

不曉得長輩已經失智，在當下沒做出適當因應，事後不免後悔；而發現長輩失智後的照顧也很辛苦，特別是看到原來那個能幹、高高在上的長輩逐漸退化，心理上更是難以接受。

一位同事因為擔心失智的母親隨時會出事，因此手機二十四小時開著。可能從小至母親打電話來問他「今天是星期幾」或「抱怨被外傭罵」，大至外傭打電話來說「母親跌倒爬不起來」，讓他趕回家把母親送醫，因此這位同事上班時常提心弔膽。

幾天前，我開車載一位輕度失智的朋友。在三十分鐘的車程中，我們重複了好幾次以下的對話：

「我們現在要去哪裡？」

「去看電影啊！」

「去看什麼電影？」

「唐山大地震。」

「看完之後你會送我回家嗎？」

「看完之後要去吃飯啊。」

「吃完飯後你會送我回家嗎？」

「一定送你回家的。」

我手握方向盤，忍不住轉頭看看這位朋友，她每次問的時候都很認真，表情甚至有點迷茫。她是真的不記得剛剛才問過，對她來講，每次問題都是新的，好個「活在當下」！不曉得她有失智的人，會以為這個朋友是故意搗蛋，我只好把我們之間的對話，當作一段歌曲反覆播放或電腦不停地當機又開機。然而，這只是短短三十分鐘，可以想像終日與她相處的家人要保持心平氣和，是多麼不容易的事！

從調整心態與生活作息做起

每次我演講談到和失智症相關的議題時，聽眾常提出許多問題或經驗分享。每位失智長者的情境不同，每個家庭的人力、經濟能力也不一樣，很難有一定的答案，但是我們卻可以從「調整心態」和「改變生活作息」著手。

1. 心平氣和

當長者重複問什麼時候要去看醫生時，與其生氣地說：「不是跟你說過了嗎？下午才要去看醫生，不要再一直問了！」不只自己說了心煩，長者聽了也覺得委屈，大家都不好受。還不如平心靜氣地回答：「今天下午。」字句還說得少一點，節省精力呢！

2. 不勉強

當長者忘了或不會做某件事時，可以從旁提醒他。如果不會，不用一再敦促，徒增雙方的挫折感。失智長者的認知功能雖然逐漸退化如小孩，但不像小孩有學習成長的能力，是不能勉強的。

3. 多讚美

人人都喜歡被稱讚，失智長者被稱讚時常會笑得如小孩般燦爛，可以讓他更有安全感。

4. 做好心理準備

當失智長者的症狀越來越嚴重時，在生活上，要有父母與兒女可能角色互換的心理準備。

5. 調整作息，尋求社會資源幫助

有能力在家中照顧失智長者是最好的，也許要考慮調整生活作息、調動自己的職務、雇用幫手、找其他的子女共同負擔，或尋求社會資源的幫助。如果經過衡量，覺得失智長者在安養機構受到的照顧會比家中好時，也可以讓長者住進合適的安養中心，但要時常去探望。

有一年我們在日本開同學會，很多同學從醫學院畢業後就沒再見過面。兩位從台灣去的同學在旅館大廳裡找不到同學，其中一位指著一群人說，會不會就是他們。另一位說：「哪裡是？那些人都是歐吉桑和歐巴桑哩！」走過去一看，竟然就是同學，讓他非常震驚！他不知自己即將步入六十大關，在別人眼中，也是不折不扣的歐吉桑了。

我們都曉得生老病死是很自然的，但奇怪的是常不自覺地以為那是發生在別人身上的事，而忘了自己也會老，也會經歷生病、死亡。照顧失智長者也許會讓我們提早有這種認知，在感嘆生命的無常時，也較能心平氣和地接受老後的一切吧！

總有一天，父母會變成你的小孩

當父母有機會向兒女學習時，要身段柔軟；而子女們在指導父母時，更要有耐心。人生的角色有時不是絕對，而是相對應的。

等我問過孩子再決定

那天搭朋友的車，同是乘客的友人手機響了，對方是有線電視的業務推銷員，講了一堆好處，朋友不太了解，回答說：「要等回到家問過女兒後才能決定。」對方可能覺得是推託之辭，仍繼續推銷，朋友只好不斷地重複這句話。一旁的我們聽了不禁莞爾，心有戚戚焉。

記得當年考上醫學院，新生訓練時，教官諄諄力勸大家入黨，並發下申請表，一位女同學對教官說要回家問過母親才能決定，便離開了教室，我們幾個女生也如法炮製。曾幾何時變成有事情要問女兒了？

我們這一群六十歲上下的朋友，大多是戰後嬰兒潮最前段的職業婦女，自認還上進，即使退休也學習電腦的文書處理、網際網路，平常也用電子郵件溝通聯絡。然而，科技日新月異，電子功能不斷推陳出新，實在很難跟得上。有問題，當然最好是問家中的年輕人，但住在外面的兒女好不容易才回家一次，全家歡聚，實在不想拿電腦問題來煩他們。而住在一起的兒女，每天下班後疲憊萬分，也不忍打擾他們。有時問了，兒女一副「這麼簡單都不會」的表情，面子還真有點掛不住。

有位朋友家中網路不通，打電話到電話公司求救，電話那頭的客服人員非常有耐性，講了許久，但還是無法解決問題，最後忍不住了，問：「可不可以請你家小孩來接電話？」想想小時候，有時搶著接電話，那一頭會說：「請家裡的大人來聽電話。」朋友的挫折感可想而知。

父母和兒女的角色互換

我們從小被教導要孝順父母，長大要懂得反哺以回饋雙親，但卻沒有被告知，有朝一日角色互換之後該如何因應。戰後嬰兒潮這一代適逢戰爭結束，經濟起飛，教育普及，女性大多事業、家庭一肩挑，不僅拉拔孩子，還照顧年邁的雙親。當雙親得了慢性病，尤其是阿茲海默症等失智症時，照顧雙親就像在照顧老小孩般，不只辛苦，對於父母、子女角色的互換，一時也難以調適。

沒想到我們這一代還沒到真正的老年，但在科技應用上，父母與子女的角色對換已提早來到。一位住在中部的朋友，只會用簡單的上網和電子郵件功能，他住在北部的兒子為雙方的電腦安裝了可遠端遙控的軟體，只要電腦出了問題，他兒子晚上下班回家，就可在自己的電腦上操作，立刻解決問題，也不用花太多時間向父母詳細解釋問題的所在，真是個好方法。他們一家現在經常以電腦上的skype視訊談話，一起享受科技帶來的好處。

有部喜劇電影《辣媽辣妹》（Freaky Friday），敘述當心理醫師的母親和青春叛逆期的女兒時常爭吵，一早起床驚駭地發現兩人身體交換了，必須過對方的生活，母親才知道到學校上課不是那麼輕鬆，而女兒才曉得上班也是很辛苦的。

因為角色的互換而使母女將心比心，更能互相體諒。

由小到大，我們的角色和位置不停地變換，如果心理有準備，就比較容易適應。作為子女的心懷感恩，父母則心中有愛。當父母有機會向兒女學習時，要身段柔軟；而子女們在指導父母時，更要有耐心。**人生的角色有時不是絕對的，而是相對應的**，不是嗎？

阿茲海默症能好轉嗎？

從一開始震驚難過，到接受醫師診斷後，積極安排後續的治療和生活規畫，未來的路也許還很艱辛，但只要堅持下去，永不放棄，有經驗、有希望、有家人支持就不怕。

從阿茲海默的世界回得來嗎？

《謝謝你，從阿茲海默的世界回來》這本書，光看書名就很吸引人，但可以回得來嗎？

這是日本一位執業五十二年的荒井保經醫師之妻——荒井和子女士所寫的第一手資料，敘述荒井醫師的記性和執行能力逐漸發生問題的六年之後，在八十七歲那年被精神科醫師齊藤正彥診斷為阿茲海默症。荒井醫師的病情很快變壞，甚至大小便失禁，讓全力照顧他的七十八歲荒井太太身心俱疲。但在一年多後，荒井醫師卻逐漸進步，開始對事情有興趣，會與人互動，生活小節可以自理，認知功能雖然還是比以前差，但有明顯進步，回復到輕度的阿茲海默症。

一路讀下去，充滿了好奇和疑問，最後一章齊藤正彥醫師對荒井醫師病情好轉的看法，則適時地替大家解惑。對於如此戲劇性的好轉，作為最初下診斷的醫師難免會擔心自己是否誤診，但經過分析，認為是憂鬱症讓其病情急轉直下，當憂鬱情形改善後，病人便回復到原來的輕度阿茲海默症。

影響病情變化的多種狀況

的確，**阿茲海默症雖然是大腦退化而導致認知功能逐漸減退，但病情因人而異，除了記憶衰退外，其他認知障礙出現的早晚、嚴重度以及減退速度不一**，例如有人執行能力不佳、有人以語言表達障礙為主、有人出現妄想等行為問題，有的則沒有，所以不能一概而論。

在疾病的過程中，有些狀況會導致阿茲海默症的病情急速惡化，當這些狀況消失後，病患通常可以回復到原來的病情。

可能影響病情變化的狀況很多，例如：

1. **其他慢性病變嚴重**：阿茲海默症患者多為老年人，本來可能就有的慢性病，如高血壓、糖尿病、心臟衰竭及慢性肺氣腫等。

2. **出現新的其他疾病**：如發生腦中風、膽囊炎或譫妄等。

3. **併發症**：如肺炎、髖骨骨折等。

4. **行為問題影響**：產生憂鬱、躁動等行為問題，或原本的行為問題加重。

5. **藥物副作用**：尤其是抗精神藥物的副作用。

6. **環境的變化**：如親人去世、換了新的照顧者或新環境等。

書中的荒井醫師歷經了搬新家、膽囊炎和憂鬱症等，與其失智症狀加速變壞不無關係。

相關的延伸思考

在《謝謝你，從阿茲海默的世界回來》一書中，作者細心地描述其夫妻相識經過、結婚、養育子女、奉養失智的母親、先生從執業到其發病和治療過程，娓娓道來，鉅細靡遺，雖然身心勞累，卻沒有怨天尤人，反而充滿感恩。

不過，這讓我聯想到兩個問題：

一是**認知功能出現問題的人，是否能繼續工作？**尤其醫師看診涉及病患的健康，更應謹慎，怪不得荒井太太提心弔膽，惟恐先生出錯。

另一個是**老人照顧老人的問題**。荒井太太的三個兒女都非常孝順，並且安排長子一家與兩老同住，但在荒井醫師被診斷有阿茲海默症時，兩老搬到靠近女兒家附近居住，以便長子一家可以與他自己的孫子同住，真的是天下父母心！

雖然每次荒井醫師有緊急狀況時，兒女媳婦都會即時幫忙，度過難關，後來也申請了到府和日間照顧等，但作為主要照顧者的荒井太太，壓力何其大！而且，現在荒井太太照顧先生，將來誰來照顧她？這恐怕是很多人遲早要面對的問題。

這本書最大的啟發是堅持下去，永不放棄。荒井太太雖然一開始震驚難過，但接受荒井醫師的診斷後，積極安排後續的治療和生活規畫，終於等到了憂鬱症消失、失智症狀改善的一天，雖然未來的路也許還很艱辛，但有經驗、有希望、有家人支持就不怕。

輕度失智症患者能繼續工作嗎？

輕度失智症患者的職場去留，需斟酌自己目前還有的能力，以及職場的挑戰性，以安全為優先，還要衡量自己是否承受得了工作壓力、同儕態度，以及疾病的負擔等。

輕度失智的球隊教練贏了比賽

二〇一一年八月，美國田納西大學女子籃球隊教練，五十九歲的桑米女士宣布，三個月前她被診斷出罹患阿茲海默症，但她決定繼續留任，後來她還帶領球隊贏了一場比賽。這個例子讓輕度失智症患者的工作問題浮上了檯面。

阿茲海默症主要發生於六十五歲以上的老人，他們大部分都已退休，沒有工作上的問題。但少部分的早發型阿茲海默症患者，年紀未達六十五歲，可能仍在職場上工作，並且由於醫生的警覺度提高和各種生物標記的輔助診斷，使得更多的阿茲海默症可以在早期就被發現；加上全球經濟不景氣，有些人會延後退休年齡。這些因素使我們不得不正視「輕度失智症患者」的工作問題。

輕度失智症患者之所以繼續工作，除了可能仍是家中經濟的主要來源外，另一個因素是因為擁有工作或職銜，可以讓人覺得生命有價值、生活有意義，有了身分，也更有所依歸。

阿茲海默症的初期症狀，主要是近期記憶減退，無法學習新知或新技能，反應也不夠快，但其他認知功能障礙還不嚴重，個性大致不變，很少出現幻覺和妄想，既有的經驗和能力仍在，還能經驗傳承。例如在《我想念我自己》（Still Alice）這本書中，輕度失智的五十歲教授在研討會上，仍能一針見血地指出學生實驗設計缺少控制組的缺失，但過了一會兒就忘了，又重提一次。

安全性和工作性質的考量

輕度失智症患者的職場去留，**需斟酌自己目前還有的能力，以及職場的挑戰性，**

以安全為優先。如果所從事的是醫療工作（尤其是外科醫師）、飛機機師、職業駕駛或大企業的執行長，工作或決策關係到他人的性命或公司的營運時，最好還是離職。

其次要考慮工作性質，若要不停的創新會有困難，但若是重複性的、簡單的工作則比較沒問題。當然，還要衡量自己能否承受工作壓力、同儕態度與疾病的負擔等。

如果選擇留在職場，則**需要一本隨身記事本，把每天要做的事一一記下，每完成一件就劃掉一件。最好是富有同理心的同事能夠一旁看著，必要時伸手幫忙。**像桑米教練對球員的訓練和激勵方式應是沒問題，但在激烈的比賽時，可能需要助理教練來做迅速的策略決定。另外，可以向上司坦白病情，考慮轉換到比較輕鬆、責任較輕，薪資可能也較少的工作。

當工作覺得有點吃力或無法勝任時，就可能該考慮離職了。寧願自己辭職、接受資遣，不要因犯了嚴重錯誤而被開除或被一再降級地難堪收場。**離職之後，還是可以參與簡單的志工或社區團體的活動，保持與外界的接觸。**

當然，決定工作的去留，前提是患者要有病識感★，能接受疾病的診斷，曉得自己的能力局限，才能有適當的因應之道。這還得醫療人員和家屬委婉的告知、給予適當的建議，共同討論出適合的決定。

★病識感：患者認知到自己有病徵，且此病徵與疾病相關，需要治療並願意接受治療。

不用急，我們會等你

面對失智親友的症狀時淡然處之，不大驚小怪，並從旁提醒或不著痕跡地協助。你輕輕的一句話：「不用急，我們會等你。」會讓失智的親友感到貼心、安心與放心。

小白球與失智症

日前參加高爾夫球隊的月例賽，那天和風徐徐，球友們都是十多年的舊識，兩位桿弟小姐專業又親切，我們三人同組，打得順心愉快。

其中一位罹患了輕度阿茲海默症的球友，揮桿俐落、姿勢如昔，且擊球距離照舊，但她常不記得球的落點，且有時還沒輪到，她就上發球台發球。有次由她先發球，等我們兩位也都發完球後，她又要上前發球，桿弟笑著跟她說，她已打過了，我們也一笑置之，不以為意。體貼的桿弟會告訴她球道上哪個球是她的，並主動幫她計算桿數，讓她只要專心揮桿就好。

這位輕度失智的朋友經過其醫師的心理建設，曉得**失智症只是疾病的一種，不用覺得羞恥或刻意隱瞞**（而且恐怕終究也隱瞞不了），因此，當天她雖然覺得不好意思並有些懊惱，但馬上就釋懷了。

過了幾洞，我正在果嶺上專心推桿時，忽然有兩輛球車從旁邊的球道快速通過，好像是有人在球場兜風。聽說是一位熱愛小白球的常客，罹患了失智症後便不再揮桿，但常來此繞一圈，希望能激起他的球場記憶，留住昔日快樂時光。

於是，我們的話題開始圍繞著失智症轉。桿弟說有位客人每次打球都帶著失智的妻子來，因為帶在身邊，他比較放心。這位太太不打球，安靜地坐在球車上，但當她先生下車打球時，她就會問：「我先生呢？我先生呢？」對失智妻子如此地不離不棄，讓桿弟們非常感動和敬佩。

其中一位桿弟說，她的一位長輩不僅有失智症，也因大腸癌接受手術，裝了人工肛門，但有時會忘了肚子上為何有個塑膠袋，而把袋子扯掉，弄得床上一團糟。另一位桿弟也有感而發，表示照顧有大腸癌的失智症長輩固然很辛苦，但至少沒有危險，不像她的阿嬤當年失智，有次清晨起來想要煮飯，雖然不會開瓦斯，但會用火柴點火，結果差點釀成火災，後來把廚房的門上鎖，全家才安全。

失智症只是疾病的一種

明明是來打小白球，談的卻是失智症，令我不禁想到以下幾點：

1.人口老化，使得失智人口漸增。

2.家有失智患者，全家都要學習長期備戰，親友和初識者也會受到影響。

3.失智的症狀是慢慢發生，逐漸嚴重，因此在輕度還能打球時要把握當下，就算到了不能打時，也還可以坐在球車上看別人打或兜風，每個階段都有不同的因應和照顧之道。

4.對於一個已坦然接受失智事實的朋友，不必堅持「你記憶好得很，才沒失智」或強調「人老了，記憶本來就會差一點，我也一樣啦」。不如說**「幸好發現得早，可以用藥控制，及早治療」**來得確切實際，也具正面的安慰效果。

面對失智親友的症狀時淡然處之，不大驚小怪，並從旁提醒或不著痕跡地協助。輕輕的一句話：**「不用急，我們會等你。」**會讓失智的朋友感到貼心、安心與放心。

握手陪他慢慢吃
——失智症餵食祕招

照顧已開始出現進食困難的失智患者，可以少量多餐，或準備糕餅等可用手拿的食物，吃得下就吃，如會嗆到或暫時不想吃則不勉強，務必要讓患者感到舒適。

一種原始的反射動作

重度失智的九十七歲陳老太太最近開始進食困難，餵食時嘴巴常不張開，牙齒咬得緊緊的，她的媳婦得耐心地誘導、等候，趁她不經意張口時，用小湯匙趕快把食物送入，老太太會自動咀嚼而嚥下。雖然媳婦每餐熬的粥裡加了肉、蛋、蔬菜、胡蘿蔔等營養豐富的食物，但因吃得太少，老太太一天天地消瘦，家人擔憂之餘，不免反覆推敲是否該插鼻胃管以維持營養？

有一次，媳婦試著讓老人家手握湯匙，雖然拿不穩，也無法把食物送到口中，但她的嘴巴卻張開了。更有趣的是把香蕉拿到老太太的嘴唇前，她的牙齒依舊緊閉，但把香蕉放在她手中，她的嘴巴就自然張開，媳婦趁機扶著老太太的手，順利把香蕉放入口中。家人非常興奮，認為發現了一種餵食祕招。

其實這是一種原始的手口反射，在初生嬰兒的手掌（一邊或兩邊均可）施壓，嬰兒的嘴巴會反射性地張大，這個現象由俄國學者巴布金（Babkin PS）於一九五三年發現，所以稱為「巴布金反射」。當嬰兒的大腦逐漸成熟，這種反射現象會受到抑制，約在四個月大時消失。但是當有腦傷或大腦退化到某個程度時，大腦的抑制作用喪失，手口反射會再度出現。

用胃管灌食真的好嗎？

人的吞嚥動作非常複雜，受到大腦、腦幹以及腦神經的控制。重度和極重度失智症患者幾乎都要面臨吞嚥困難，導致體重下降、營養不良的難題，因此常插鼻胃管，少數則做胃造口術，以確定病患獲得足夠的養分與水分。

雖然根據二〇〇九年考科藍實證醫學資料庫回顧的結果，已顯示插鼻胃管或胃造口術，並不如一般人所預期的能增加極重度失智症者的存活率，或減少其得到肺炎的機會，反而可能造成病人痛苦、躁動，以及擔心病人會拔管子而需綁住雙手等照顧上的困難。然而，即使在美國，安養院中的失智老人還是有三分之一接受這種人工管道的進食，主要是為了節省時間與人力，而且還怕被人指摘讓病人「餓死」。

儘管如此，仍有很多人主張，用胃管灌食應該還是可以改善病人的營養狀況，使得病人較不易產生褥瘡或是讓已有褥瘡的傷口好得快一些。然而，二〇一二年的兩篇研究報告訴我們事實並非如此。

其中一篇是來自日本的研究，他們追蹤了三十一位使用鼻胃管和三十三位使用胃造口灌食的失智病患，在六個月後評估病人的營養狀況，發現經過灌食後，營養並沒有顯著的進步。

另一篇是分析了美國聯邦醫療保險中，一千一百二十四位接受胃造口管灌食病人發生褥瘡的狀況，結果顯示，接受灌食者發生新褥瘡的機率為用口進食者的二・二七倍；而且在已有褥瘡的病人當中，接受以管灌食者，復原的機率比用口進食者少了三成。

少量多餐的「僅舒適餵食」

那麼，我們要如何照顧已開始出現進食困難的失智患者呢？

二〇一〇年三月《美國老年醫學期刊》的一篇論述，建議對極重度失智老人「僅舒適餵食」（comfort feeding only），照顧者以少量多餐的方式來餵食患者，或準備老人家可以用手拿的食物（finger food），例如糕餅，吃得下就吃，如會嗆到或暫時不想吃則不勉強，務必讓老人家舒適，但要有老人家會逐漸消瘦的心理準備。

失智症的安寧照護已於二〇〇九年九月納入健保給付，相信許多醫師和失智症家屬還在摸索如何讓極重度失智症患者安寧往生。陳老太太目前雖然還沒有到安寧照顧的階段，但進食困難讓家人開始思索這個問題，應該與醫師討論，未雨綢繆。

父親沒說出的話

一般人雖然忌談死亡，但生命本來就是一段過程，生時愉快，死時平靜，智慧的考驗，就在於如何做一個平和、自然、順利的生死轉換。

父親無聲的眼淚

父親八十四歲時，發現罹患了阿茲海默症，一直到八十九歲那年因慢性阻塞性肺病住院時，仍只是輕度失智，保有高度幽默感和流暢的書寫能力。

住院後，因慢性阻塞性肺病的病情加重，父親做了氣切並接上呼吸器，轉到中部一家呼吸照護中心，一住就是兩年半。這段期間，我嫂嫂和兩位姊姊輪流每天早上到照護中心陪伴父親直至黃昏。高齡的母親約一個星期探望一次，母親要離開時，父親有時會張大嘴巴無聲地哭著，母親也跟著落淚，走出病房說：

「看他插管那麼難過，我心肝艱苦。」

呼吸照護中心的照護良好，父親偶有肺炎等情況，也都處理得很好。

父親九十二歲那年，因敗血症轉入了加護病房。護士小姐晚上為父親翻身時，小腿的脛骨應聲折斷，第二天早上我們接到通知趕到加護病房，接受了醫療人員的道歉。

想到接著呼吸器的父親，連這種刺骨的痛都無法大聲叫出來，我們心如刀割，但也知道父親的情況不適宜開刀、無法牽引或打石膏固定，只能求工作人員手腳輕一點，並且在為其翻身時先打止痛針。

九十二歲的父親過世前的十五個小時，血壓降到六、七十，我輕聲呼喚：

「多桑。」

他微弱地睜開眼睛，目光由我臉上移向哥哥，好像在告別，又似乎在說：

「嘿，你們兩個做醫生的，還有什麼法子嗎？」

母親為自己做了最好的決定

母親與父親同一年出生，多年來有高血壓和慢性心臟衰竭，按時服藥，病情穩定。但在九十一歲那年也被診斷有阿茲海默症，七年之內，由輕度逐漸變為重度，歷經了常常找東西、疑心、坐輪椅遊走、不會自己服藥、無法處理財務、以為家不是家、不認得家人、不曉得自己的年齡和說不出自己的名字等階段，到了三年前，生活已完全必須仰賴他人。

這三年來，母親除了有哥哥和嫂嫂的全力照顧，還請了二十四小時的看護，即便如此，母親仍免不了偶爾跌倒，造成臉上瘀青。

最近三個月，母親的情況明顯變壞，得由哥哥抱著，同時另一人從旁協助，才能從輪椅移動到馬桶上。本來可以享受一天三餐和兩頓小點心的母親，食慾逐漸變差，嫂嫂想盡辦法，如熬粥、配營養品等，並且耐心地一匙一匙餵母親吃，但母親仍然吃得很少，而要不要插鼻胃管以維持營養的念頭，不時浮上我們的心頭。

看著母親逐漸消瘦的樣子，我突然明白了，父親當年臨終前，微弱地睜開眼睛看看哥哥、看看我，其實是在交代：

「傻孩子，以後千萬不要讓你們的母親受我這種苦！」

父親離世之後，想到母親對父親插管的不忍，我們做子女的也曾痛定思痛，仔細商討後，一致決定將來不會對高齡九十八歲的母親施予心肺復甦和插管急救，而且除了定期門診追蹤外，要保護母親，能不住院就不住院。

然而，不插氣管與不插鼻胃管是兩回事，我們真的可以看著母親不吃不喝嗎？健保局已於二〇〇九年九月把失智症的安寧療護納入健保給付，但還沒有具體的居家安寧療護措施。剛好在二〇一〇年六月，有個重度失智優質緩和療護培訓研討會，我特別為了母親去上這兩天的課程。雖然此課程與醫學文獻都指出，插鼻胃管並不會延長重度失智病人的生命，因此不建議置放鼻胃管，但我心裡仍掙扎著。

最近一星期，母親吃得更少了，嘴巴常不會張開，或張開了也不會把食物吞下。嫂嫂非常擔心，忍不住帶母親到醫院插鼻胃管，之後灌些流質食物。但當天晚上，母親一陣咳嗽，把鼻胃管咳了出來，並且開始喘起來，心跳加速。哥哥讓母親的頭躺高一點，約一個小時後，母親的喘息逐漸平靜並且入睡。但半夜時，卻發現母親已在自己的床上安然往生了，有福報的母親，為自己做了一個最好的決定。

一般人雖然忌談死亡，但古人不見得都如此，如《尚書》〈洪範篇〉的五福：壽、富、康寧、攸好德、考終命，考終命即是老壽而死。

生命本來就是一段過程，生時愉快，死時平靜，智慧的考驗就在於如何做一個平和、自然、順利的生死轉換。

（編按：本篇文章為作者劉秀枝寫其親身經歷。）

阿茲海默症非家族性疾病，而是全家疾病

得了失智症並不羞恥或丟臉，那只是疾病的一種。目前，失智症不但已被納入「長期照顧十年計畫」，相關的安寧療護也納入了健保給付的範圍。

用失智症取代癡呆症，去掉疾病的負面標記

二〇一〇年六月，我參加了台灣失智症協會（ＴＡＤＡ）、台灣臨床失智症學會與台灣老年精神醫學會共同舉辦的學術研討會，緊接著又參加台灣失智症協會與台灣安寧照顧基金會合辦的「重度失智優質緩和醫療照護培訓」的兩天課程。會場上有醫師、護理人員、社工、心理師、物理治療師以及照顧者和家屬

等，還有衛生福利部及社會司長官的演講，讓我感受到台灣社會對失智症的重視。三天下來，受益良多，感觸頗深。

輔仁大學的教務長劉兆明教授分享他照顧八十九歲父親的十八年經驗，強調**用失智症取代癡呆症，以去掉一般人對疾病的負面標記**。

十多年前，他的父親曾參加台灣第一個有安慰劑作對照組、隨機抽樣、雙盲的阿茲海默症藥物臨床試驗。試驗用藥是一種乙醯膽鹼酶抑制劑，一天服用三次，而且因為可能有肝毒性，需每兩星期抽血檢查肝功能。試驗過程非常複雜，但所有的受試者與家屬都很配合，都抱著一線希望，期望能抽到試驗用藥以控制病情，更希望有效的新藥趕快上市。

劉教授說，後來健保局通過給付三種沒有肝毒性的乙醯膽鹼酶抑制劑，但需每六個月做簡短智能測驗，如果分數比原來下降兩分以上，則表示藥效不彰而不再給付。雖然還是可以自費，但一個月藥費三千元是個不小的負擔。因此每次在檢查室外等著做測試時，氣氛都很緊張，家屬常不斷地向病人提醒「今天是星期五喔」、「九十三減七還有八十六」等，明明知道等一下測試時病人可能不記得，但還是忍不住努力惡補。

幸好，二〇一〇年五月一日起，健保局將追蹤簡短智能測驗的時間改為每一年測試一次，大大地降低了病人與家屬的壓力。可見**絕大部分的阿茲海默症雖不是家族性遺傳疾病，卻是個影響全家的疾病。**

豁達來自深愛：長期照顧十年計畫

在那兩天的研討會中，有多年實務經驗的Carol Long博士提出了緩和療護的具體方法，主要是讓病人舒適。她並且提到美國第一位女性大法官Sandra Day O'Connor的丈夫，因罹患阿茲海默症十多年，早已不記得妻子，住到安養院後與院中一位阿茲海默症女性病患發生羅曼史，O'Connor大法官並不以為意，認為只要丈夫活得舒適、高興就好，豁達來自於深愛。

台灣自二〇〇八年開始推動的「長期照顧十年計畫」把失智症也納入了體系中，從二〇〇九年九月一日起，失智症的安寧療護已納入健保給付，醫療工作者努力著如何將之落實，衷心希望這分對失智症的關心與重視，能持續地普及下去。

患者背後的隱形病人
——需要支持的照顧者

失智症患者的照顧者，以患者為中心來生活，直到真的撐不住時，常是已經完全崩潰或病倒的時候。照顧者，其實是患者身後的「隱形病人」。

令人嘆息的例子

有位罹患阿茲海默症的老太太在我的門診追蹤多年，眼看著她由中度逐漸變為重度。最近她女兒帶著三歲的小兒子陪老太太回診，老太太坐在輪椅上無法行走，手腳均已僵硬，連自己的名字都不會講，但是眼珠子卻亮著，跟著小男孩的身影轉。小男孩被母親調教得活潑而有教養，不時過來拉拉外婆僵硬的手，說是替祖母運動。他對著外婆吹口哨或做鳥叫聲，外婆也鼓起嘴巴試著吹口哨，發出一些聲音，更伸出手去摸摸小男孩。這固然是外婆疼小孫子的動作，但也彷彿像個孩子看見了另一個小孩，感覺到有了「同伴」一般的興奮和快樂。

老太太的女兒把母親照顧得無微不至。她感嘆說：「父親生前常抱怨照顧母親多麼辛苦，現在我才深深體會。」可想像這位年輕母親要照顧的不只是一個三歲小男孩，而是兩個小孩，只是其中一位身體較大，不良於行，且肌肉萎縮僵硬了，其辛苦可想而知。

幾年前，有位接受臨床藥物試驗的阿茲海默症患者，每兩個星期由妻子帶來診療室抽血，並接受評估，配合度佳，但可以看出妻子因照顧患者，顯得非常疲累、焦慮且憂鬱。後來得知，她每次把患者帶來診療室後，自己就去看精神科門診求助了。遺憾的是，最後因為太太的憂鬱症更加嚴重，也無法再陪著病患前來追蹤治療了。

照顧者其實是隱形病人

失智症患者的照顧者，總認為以患者為中心生活好像是自己的天職，而且會認為只有自己了解患者的需要，不放心有時交給別人幫忙照護，雖然累一些，但還撐得住，直到真的撐不住時，常是已經完全崩潰或病倒的時候。照顧者其實是患者身後的隱形病人，也是需要被照顧的啊！

只有照顧過失智症患者的人，才能理解照顧者的辛勞。照顧者長期承受著身體、情緒及經濟上的負擔，在疾病初期時是腦力、心力的煎熬，後期則是體力、勞力的折磨，以及無時無刻的付出。若當失智症患者有妄想或幻想等異常行為時，甚至偶爾會對照顧者有暴力行為，更是照顧者的負累。

台北榮總曾對七十六位（包括三十四名男性和四十二名女性）阿茲海默患者的照顧者，做「照顧者壓力」的問卷調查研究，結果顯示三分之一的照顧者有憂鬱症傾向，特別是以患者的配偶與媳婦的憂鬱量表分數較高。

照顧者所承受的心理負擔受許多因素的影響，其中影響最大的因素，是照顧者所受的教育程度較低、患者有攻擊性的異常行為，以及照顧者的年齡較大等。受教育低者的心理負擔較重，可能是因為所得到的社會及經濟上的支持較少，知識資源不夠，因應適應的對策也較少之故。

善用各式照護資源，尋找休息空間

很多家屬都不忍將失智患者送進養護中心，所以就算身心勞累，還是選擇自己照顧。的確，失智病患如果能生活在熟悉的環境中，又能感受到家庭的溫暖，對病情確實是有幫助的，但還是要量力而為，畢竟如果照護者病倒了，對患者或家庭來說的損失都更大。

其實，政府和民間都有一些照護資源可供利用，以減少照護者的負擔，包括：居家服務、居家護理、日間照護或喘息服務等（可參考第二六七—二六九頁〈附錄：失智症相關醫療、照護資源〉）。

失智症的照護，也是政府十年長期照護計畫的重點之一，各縣市都有設立長期照護管理中心，提供了民眾一個便利單一的服務窗口，當有各類長期照護相關資源轉介與福利諮詢的問題時，可透過長期照顧管理中心的協助，讓民眾獲得適切、完整的福利資訊與妥善的照護服務。失智症患者在病程進展過程中，若有需要幫忙時，家屬可以向當地長期照顧管理中心詢問，並申請相關資源補助。

此外，一些民間團體和病友協會，也常會舉辦家屬支持團體和照顧者的教育訓練課程，以幫助照護者了解如何照顧患者，也照護自己。

在門診長期追蹤的失智症患者，有時過了幾年，原先的照護者就突然沒有再陪病人來到門診，詢問之下常是得了癌症、患了重病，甚或因病過世了，而失智症患者依然健在，有時也不記得原來的照顧者了，我心中不免唏噓，為之心痛。希望這些燃燒自己、照亮病患，盡心盡力的照顧者，也都能好好地照顧自己，別讓遺憾再次出現。

丈夫失智了，妻子也會嗎？

照顧者請不要一個人把所有的工作都扛下來，應該請家庭成員共同分擔，有長期抗戰的心理準備，並且，先把自己照顧好，才能照顧好失智症患者。

失智症患者的配偶，也容易失智嗎？

某次演講完後，一位女士告訴我，她的八十歲父親四年前被診斷為阿茲海默症患者。由於她和哥哥都成家了，且為事業奔波，平常都由七十八歲的母親獨力照顧，但父親有時脾氣不好，還會懷疑別人要害他，使得母親筋疲力竭，而且記性也大不如前，她很擔心母親會不會因照顧父親也得了失智症？

我告訴她，**阿茲海默症是不會傳染的**。若懷疑母親的記憶不佳，應該帶母親就醫，請醫師評估是否有失智症或憂鬱症等。但如果母親也被診斷有失智症，應該是年紀大或其他因素，與父親的失智症無關。只是那時，他們兄妹就得負起照顧失智雙親的重擔了。

但是，失智症的配偶罹患失智症的機率到底會不會較高呢？二〇一〇年五月刊載於《美國老年醫學期刊》的一篇論文，剛好可以回答這個問題。

配偶有失智症，另一半患病的風險是六倍

在美國猶他州一個郊區Cache County進行的長期流行病學研究，對當地一千二百二十一對（即兩千四百四十二人）沒有失智症、且年齡大於六十五歲的夫婦，每三年做一次追蹤，以認知測驗篩檢和臨床評估，來診斷是否罹患失智症，最長追蹤十二年。其平均年齡為男性七十六歲、女性七十三歲，平均結婚四十九年。結果共有兩百五十五人在追蹤期間發生失智症。

由於年齡、性別、教育程度、社經情況和血脂蛋白基因E等，都有可能是失智症的危險因子，把這些因子加以控制之後，並將配偶發生失智症後的追蹤時間也一併納入統計分析，發現配偶是失智症患者的人發生失智症的風險率，為配偶不是失智症者的六倍。

這個研究沒有衡量配偶是否為失智症患者的主要照顧者，但這些失智症患者大多住在家中，想當然耳，配偶即使不是主要照顧者，也是照顧者之一。六倍風險率之高遠超過預期，作者推論除了夫妻有共同生活環境，以及可能同類性格相互吸引外，最主要的原因是長期照顧失智症患者的慢性壓力，可能導致海馬迴萎縮而出現失智症。

雖然此研究顯示，如果配偶有失智症，則罹患失智症的風險率為配偶沒有失智症者的六倍，但並不一定會得病，而且此研究的失智症是臨床診斷，沒有腦部影像掃描等其他實驗室檢查以判斷是何種失智症，也缺乏對照顧者的精神壓力、焦慮或憂鬱等評估來佐證其結論，因此對該研究結果需小心解釋，也需要其他學者的研究來印證。然而，已有許多其他研究發現，失智症的照顧者容易罹患焦慮、憂鬱，且少運動、缺少社交活動，這些都可能是失智症的危險因子，所以這個猶他州的研究不無道理。

給照顧者的五大建議

這篇論文印證了失智症的照顧者也是個隱形病人。那麼，照顧者該如何因應呢？以下幾點可供參考：

1. 不要一個人把所有的工作都扛下來：應該請家庭成員共同分擔，否則當主要照顧者累倒時，大家會亂成一團。像前文提到的，做子女的再忙也要抽出時間來分攤照顧工作，讓母親偶爾有喘息的機會。

2. 要先把自己照顧好，才能照顧好失智症患者：例如要出去走走，與親友同遊散心，並保有原來的嗜好，如看書、聽音樂等。

3. 加入失智症的支持團體：尋求各種資源管道，以減輕壓力。

4. 要有長期抗戰的心理準備：及早把失智症患者的財務規畫好，減少後顧之憂。

5. 了解阿茲海默症目前無法根治：接受少輸為贏的治療觀念，才不會勉強病人，或抱太高期望，而備感挫折。

你的健康是他的靠山

接受家人幫忙分憂解勞，善用社會資源及機關照顧，不放棄興趣，與老朋友保持聯繫，以及尋求醫療協助——照顧者的身體健康、心情愉快，患者才能獲得更好的照顧。

醫療進步使我們的平均壽命延長，但也讓慢性病患越來越多。患者不僅平常需人照顧，病情惡化時又要住院，而家中可能還有另一位老人家需要照顧，令家屬奔波勞累，身心煎熬，有如兩頭燒的蠟燭。有些家屬全心全力照顧患者，反倒自己吃不下、睡不著、憂慮擔心，也跟著累倒了。

一些具有新觀念的家屬在家人病倒後，除了大部分時間照顧病患外，還會想法子鍛鍊身體，注意飲食，一方面儲存體力，另一方面也是因為親人生病，有所警惕，而更加保養自己。除此之外，還有其他減輕照顧者負擔的方式。

接受家人幫忙分憂解勞

家中有人生病時，不要把責任都攬在身上。如有兄弟姊妹，大家應分擔責任，輪流照顧。

我有位患者，因為兒女工作忙碌，無法分身照顧，於是眾多子女集資，以每月三萬元聘請其中一位沒上班的媳婦代勞。一樣花錢，請自己的親人照顧得更周到，也比較安心。

有位失智症的老先生與太太同住，都是由太太照顧，但太太要兒子每天下班後，一定要過來陪父親散步一小時左右，好讓她能有時間喘息一下。

善用社會資源及機關照顧

目前有許多各種疾病的家屬支持團體或協會，如家屬照顧者關懷協會等，可提供許多資源及協助，讓家屬有喘息或吐吐苦水的機會。

近年來設立了日間照顧中心，讓上班族能安心地上班，也讓患者有團體生活和參與活動的機會。此外，當患者無法在家中照顧時，可以視其病症安排住到護理之家、安養院等慢性機構，而家屬可每天或隔日探視、陪伴，不致把自己累垮。

不要放棄自己的興趣，與老朋友保持聯繫

有位失智症患者的太太，每天把先生送到日間照顧中心後，就去公園運動、打太極拳，也常與老朋友在家中唱卡拉ＯＫ紓解壓力，讓憂鬱不上身。

許多病患家屬一句「沒心情啦！」「沒時間啦！」把自己和外界隔絕，困坐愁城，時日一久，身心也累出毛病了。

尋求醫療協助

當照顧病患的壓力大到無法承受或化解，身體產生胸悶、胃痛、憂鬱、焦

慮、失眠時，不要猶疑，是該去看醫生了。照顧者的身體健康、心情愉快，患者也才能獲得更好的照顧。

有適度的休息，照顧好自己，才能陪伴患者走更長、更遠的路。

我會得到媽媽的阿茲海默症嗎？

阿茲海默症就跟許多疾病一樣，致病和發病原因複雜，都受到基因和環境交互作用的影響，所以即使有致病基因，運用後天的努力，說不定不會發病或能至少延遲發病。

先天遺傳還是後天得病？

在一場演講中，一位四十多歲的女士問：「我外祖母八十五歲時，被診斷有阿茲海默症；我母親現年七十五歲，今年初也被發現有輕度阿茲海默症。請問會遺傳給我嗎？」

阿茲海默症是最常見的失智症，佔所有失智症的六成左右，也是最常見的中樞神經退化性疾病，造成患者的記憶力和其他認知功能逐漸減退，影響日常生活，可能還有妄想等精神行為問題，終至生活無法自理。

超過九成的阿茲海默症是散發性的，其病因目前仍不清楚，發病年齡通常大於六十五歲。只有百分之一至百分之五的阿茲海默症是自體顯性遺傳，即父母其中一位罹患此症，則其子女得病的機率是百分之五十，且發病年齡通常小於六十五歲。因此，阿茲海默症常被區分為「早發型」（發病年齡在六十五歲之前）和「晚發型」（發病年齡在六十五歲之後），有些學者則是以六十歲來區分。

其實，兩者的大腦病變和臨床症狀並無不同，只是早發型阿茲海默症的自體顯性遺傳機率較高，病程進展較快，且對家庭的衝擊更大。

我有阿茲海默症的遺傳嗎？

目前已知有三個基因突變會造成自體顯性遺傳的阿茲海默症，第一、第十四和第二十一對染色體上的ＰＳＥＮ２、ＰＳＥＮ１和ＡＰＰ基因，其發病年齡分別為四十到七十五歲、三十到六十歲以及四十到六十歲。

其中，具有ＡＰＰ和ＰＳＥＮ１基因突變者都會發病，只是發病的年齡遲早不一。而ＰＳＥＮ２基因突變的穿透率（penetration rate）為百分之九十五，表示有百分之五具ＰＳＥＮ２基因突變者不會發病。而且這三個基因突變的發病年齡範圍相當大，甚至在同一家族中，發病年齡可相差二十歲之多。

對於早發型或懷疑有家族性遺傳的阿茲海默症患者，台灣多家醫學中心的失智症研究團隊，都可以經由血液偵測，去了解患者是否有ＡＰＰ、ＰＳＥＮ１或ＰＳＥＮ２的基因突變。

然而，自體顯性遺傳的阿茲海默症患者的成年子女，雖然沒有失智症狀，但有一半的機會可能帶有此遺傳基因。是否要接受基因檢測？這是個嚴肅的議題，如何抉擇因人而異。不檢測，一顆心懸在半空中，不免憂慮煩惱，卻又心存希望。如檢測發現沒有基因突變，心理壓力自然解除；但如果證實遺傳到基因突變，很可能會造成焦慮、憂鬱，影響生活品質。當然也有人在發現自己有基因突變後，會好好規畫人生的優先次序。

因此，**沒有失智症狀的成年子女需與醫師好好商量，有足夠的諮詢資料，做好心理準備後，才慎重決定是否接受基因檢測。**

我罹患散發性阿茲海默症的機率高嗎？

佔絕大多數的散發性阿茲海默症，也與一個位於第十九對染色體上的脂蛋白基因E第四型（APOE ε 4 allele）有關。

脂蛋白基因有三種不同的對偶基因（alleles）型態：ε 2、ε 3和 ε 4。每個人有來自父母親各一個對偶基因，通常是 ε 3 / ε 3。如果具有一個脂蛋白 ε 4，則罹患阿茲海默症的機率為帶有脂蛋白 ε 3的二到三倍；如果具有兩個脂蛋白 ε 4，則機率增加為二到十倍。

然而，脂蛋白 ε 4只是增加罹病機率，並不一定會得病；相反地，不具脂蛋白 ε 4者，也並非就不會罹患阿茲海默症，只是機率較小。因此，脂蛋白基因E第四型是阿茲海默症的易感性基因，而不是致病基因。

目前許多教學醫院都可以做脂蛋白基因檢測，但主要用於研究，不適用於診斷或預測罹患阿茲海默症的發生率。

除了已知的自體顯性遺傳外，阿茲海默症的發生率是否還受其他基因或遺傳的影響？研究顯示阿茲海默症患者的直系親屬罹患此病的機率，為一般民眾的兩倍。丹麥的雙胞胎研究發現在同卵雙胞胎中，一位雙胞胎若發生晚發型阿茲海默

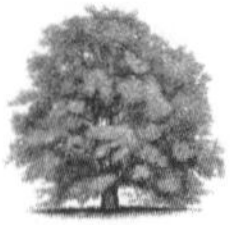

症，另一位罹患此症的比例為百分之三十二．二，而在異卵雙胞胎中的比例則只有百分之八．七，可見基因在晚發型阿茲海默症還是扮演了重要角色，只是還有哪些基因，目前並不清楚。

與其擔心，不如多動腦、多運動、控制血管因子來預防

其實阿茲海默症與許多疾病一樣，致病和發病原因複雜，都受到基因和環境交互作用的影響。阿茲海默症的危險因子還包括年齡、女性、低教育或不動腦、血管性因子（高血壓、糖尿病、高血脂）、少活動和人際關係不活躍等等。**縱使有致病基因，加上後天的努力，說不定不會發病或至少延遲發病。**

在美國一項著名的「修女研究」（The Nun Study）中，有五分之一的修女大腦解剖呈現中度或重度的阿茲海默症病變，但她們生前並未出現失智症狀，很可能是因為修女們生前受教育、勤動腦之故（請參見第一三三頁—一三八頁）。

因此，對這位女士的提問，我回答：

「您的外祖母和母親發病年齡在六十五歲之後，是屬於散發性阿茲海默症，

恐怕還是與年齡有關，不是遺傳因素，因為只要活得夠老，一生中罹患阿茲海默症的機率是百分之十到二十。

「然而，研究發現阿茲海默症患者的直系家屬，得到此症的機會為一般人的兩倍，因此您**得病的機會也許比一般人高些，但並不一定會得到。目前可以做的是在中年時就開始以多動腦、多活動、控制血管因子等，來『預防』阿茲海默症，比擔心是否會得病來得更有意義！**」

家人失智，我該做遺傳檢測嗎？

的確，每個人都有權利選擇不受牽絆的人生。但是，如果曉得對方有病或可能會發病而仍然相愛，不離不棄，這種愛的承諾不是更令人感佩嗎？

父親的心事

一位久未碰面的朋友看起來有點苦惱，原來是他鍾愛的女兒即將要結婚了，但這不是喜事嗎，難道是做爸爸的捨不得女兒出嫁？

他緩緩地說出了心事……

原來是他女兒未來的婆婆患有失智症，而且聽說是遺傳性的早發型阿茲海默症。那麼，這位未來的女婿是否也有此遺傳基因？未來的女婿不願意做基因檢測，女兒也捨不得要他去做，而朋友更不忍心逼女兒去勸男友要面對現實，但又擔心將來的孫子怎麼辦？愛的表現怎麼會如此複雜？

這個朋友的親戚有位罹患阿茲海默症的長輩，雖沒親自照顧，但他和女兒都深知照顧者的辛苦，想到女兒有一天可能成為失智症的照顧者，朋友不禁煩惱了起來。

阿茲海默症的基因檢測

阿茲海默症是最常見的失智症，只有小於百分之五是由於基因遺傳而得病，且為自體顯性遺傳，即父母親其中一位罹患遺傳性阿茲海默症，其子女有百分之五十的機率會遺傳此病。

目前已在人類第一、第十四和第二十一對染色體上，分別找到了致病的變異基因：PSEN1、PSEN2和APP，台灣的許多大醫院都可抽血檢測。

遺傳性阿茲海默症發病的年齡較早，通常在六十五歲之前，甚至在三、四十歲即發病，是屬於「早發型阿茲海默症」，但並非所有的早發型阿茲海默症都是

遺傳性，能找到家族遺傳基因的只佔其中一小部分而已。既是自體顯性遺傳，只要帶有一個來自父母的遺傳基因即會發病，只是時間遲早而已；反之，如果沒遺傳到父母的致病基因，則不會有遺傳性阿茲海默症，罹患阿茲海默症的機會與一般民眾相同。

這種自體顯性遺傳的典型疾病代表，是「亨丁頓舞蹈症」，主要症狀為不自主的全身抽搐和失智症狀，患者在中年後才發病，目前已有一套標準的檢查程序，可以事先做基因檢測，以得知是否可能得病。

主要是受測者在接受基因檢測前，要先接受詳細的遺傳諮詢，了解檢驗的意義，並且在心理上做好充分的準備後才檢查，目前遺傳性阿茲海默症的基因檢測也遵循此種模式。

那麼，有遺傳性阿茲海默症家族史而沒有症狀的人，是否要接受基因檢測？這是個嚴肅的議題，基於病人自主的原則，別人雖然可以給意見，但決定權仍在當事者。

每個人都有權利選擇檢測或不檢測

會想接受檢測的理由，主要是想知道答案以便往後的安排。如果發現帶有此基因，不免沮喪、傷心，擔心被貼上病人的標籤；但相反地，也許可以及早規畫事業、財務、家庭和人際關係，更珍惜當下。若確定沒有此基因，則可放寬心情，從此好好過日子，不再擔心何時會得病。

而不想接受基因檢測的主要理由，則是因為目前阿茲海默症還無法根治，也無法完全預防，如果檢測出來有遺傳基因，也不能提早治療，只是徒增傷感和無奈。

每個人都有選擇檢測或不檢測的權利，甚至檢測了之後，也仍有選擇要不要知道檢查結果的權利，不論選擇為何，都要受到尊重。

至於患者的未成年子女，除非心智各方面都已成熟到能了解基因檢測的意義並有法定代理人的同意，才能接受檢測，但一般都是建議等到受測者成年後再自己做決定。

不過，當牽涉到組織新家庭時，對另一半是否應告知基因檢測結果，以讓對方有所抉擇或因應之道呢？

愛的承諾，愛的抉擇

我一直很喜歡《哥林多前書》的「愛是恆久忍耐，又有恩慈⋯⋯」，愛是全盤的接受，是沒有條件的。然而將近三十年前，當我在美國當住院醫師時，有兩件事情讓我印象深刻。

一位少婦因病毒性腦炎住進加護病房，昏迷多日，她的丈夫幾乎是日夜守在加護病房外不肯離去，恩愛之情令人動容。後來少婦病情穩定出院，但留下了癲癇的後遺症。隔了一年多，少婦因癲癇難以控制再度住院時，美麗如昔，卻不見她的丈夫，原來他因無法與少婦的癲癇共存而離婚了。

修高科技博士後的一對情侶，男孩得了惡性腦瘤，開刀後由女孩陪同定期接受化療，但他的病情逐漸惡化，女孩無法兼顧學業和照顧男孩，於是把男孩送回老家讓其母親照顧。

當時我為這樣的結果悵然不已，但同事們有不同的看法，認為每個人都有權利選擇自己不受牽絆的人生。

是這樣嗎？也許疾病是在相愛之後才發生，如果曉得對方有病或可能會發病而仍然相愛，不離不棄，這種愛的承諾更令人感佩。

與朋友的這一席話，仍然沒有解決他的苦惱和擔心。我只能勸他：女兒已成年了，在了解事情的前因後果之後，心甘情願地做了愛的抉擇，父母就在一旁給予深深的祝福吧！

阿茲海默症的倫理議題

一般人對失智症的想法是「他什麼都不知道了，不曉得自己有病，也沒有行為能力」，其實這主要是對重度患者而言，輕度或早期的失智症患者則還保有某些自主能力。

要不要告知病人診斷結果？

當一種疾病進展到某個階段，社會水準也提升到某個程度時，大眾才會開始注意及注重醫學倫理，阿茲海默症就是個例子。

有關阿茲海默症的倫理議題非常多，首先是：「要不要告知病人診斷結果？」

二〇〇五年，台北榮民總醫院曾對一百五十位陪病患來看神經科門診的家屬

（其中五十九位是失智症家屬）做問卷調查，發現只有百分之七十六的人希望當其家人有失智症時，患者被告知，主要是怕患者受到傷害。然而卻有百分之九十七的人希望當自己得到失智症時被告知，表示台灣一般民眾的自主性逐漸提高。

醫師對失智病人是否告知，通常會先徵詢家屬意見，並考慮病人的失智嚴重度、病識感、想知道的意願與文化教育背景等因素。若決定告知，一般會採漸進式的方法，並且使用比較軟性的字眼，如「大腦退化」等。四、五十年前，醫師通常不會對癌症患者據實以告。但近年來，因治療時有突破，癌症已不那麼可怕，醫師幾乎都會告知癌症病人診斷結果，以助其積極接受治療。而在未來，關於失智症的告知是否也會跟隨癌症的腳步？

一般人對失智症的制式想法是「他什麼都不知道了，不曉得自己有病，也沒有行為能力」，其實這主要是對重度的失智症患者而言。輕度或早期的阿茲海默症患者仍有病識感，還保有某些自主能力，也可能了解藥物臨床試驗而決定是否要參與。

但是，患者的自主和判斷能力會隨著病情的演變而逐漸變差，所以決定是否參加藥物臨床試驗時，通常都需要其主要照顧者或法定代理人的積極參與，評估風險和利益，以及時間作息是否能配合等，甚至代為決定；如決定參加，也必須和病人一同簽署受試者同意書。

重度失智症患者的大腦萎縮，並不會直接造成死亡，但患者需要全天候照顧，也容易因肺炎等感染而去世。健保局從二〇〇九年九月起，已將失智症的安寧療護納入健保給付。

如何讓極重度失智症患者安寧往生？

相信許多醫師和失智症家屬都還在摸索，如何讓極重度失智症患者安寧往生，這也是台灣目前很熱門的研討會議題。例如：當患者進食困難時，是否應插鼻胃管？

西方醫學文獻顯示，插鼻胃管或胃造口術並不如一般人所預期的，能增加極重度失智症者的存活率或減少其患肺炎的機會，反而可能讓病人痛苦。

其實，也許可以參考一種「僅舒適餵食」的方式，以少量多餐的方式來餵食重度失智症患者，吃得下就吃，如會嗆到或暫時不想吃則不勉強，務必讓老人家舒適，但要做好老人家會逐漸消瘦的心理準備。

正常人或懷疑自己記憶力減退的人，應不應該接受阿茲海默症生物標記相關的檢查？

關於阿茲海默症的倫理議題，這兩年在國外最受矚目的是：「正常人或者懷疑自己記憶力減退的人，應不應該接受檢查，以了解大腦內是否有類澱粉蛋白斑的沉積？」

這項議題起因於二〇一一年，美國國家老年研究院（ＮＩＡ）與阿茲海默症協會（ＡＡ），依據最近十幾年來在阿茲海默症研究上的發現，聯合發表了阿茲海默症新的診斷標準與建議。

新診斷標準裡最大的突破，就是嘗試去定義最早可能偵測出阿茲海默症的階段——「臨床前阿茲海默症」：這些人在臨床上尚未出現認知功能的問題，但因參加研究，由腦脊髓液或腦部類澱粉斑的正子攝影檢查結果得知，腦內已有某一程度的類澱粉斑沉積。這兩年來在研究上也顯示，這些人日後認知功能衰退的速度與得到阿茲海默症的機率確實較高，但並非每個人都有如此的病程發展。

那麼，究竟是否要讓民眾接受這樣的檢查，為未來的不確定預先做準備呢？其實，目前醫療上對於這群人仍無有效的預防用藥，所以並不鼓勵民眾做此檢查！

由於醫學的快速發展，醫學證據發展的速度總是比倫理議題的討論來得快，倫理議題又不像科學實驗可以有明確的答案，大多因時、因地、因人而有不同的選擇。阿茲海默症從檢測、診斷、治療、參與臨床試驗，到最後如何安然舒適地離去，都值得深思，也需要更多的研究成果，來幫助我們做正確的決定。

中年兒女自求多福

在漸入中年的過程，對未來就得預做準備，例如善待子孫晚輩。如果平常不照顧家人，就更別指望自己老來多病時會有人在旁侍奉湯藥，因為親情是需要培養的。

一根蠟燭兩頭燒

有天在醫院走廊，巧遇小學畢業後就沒再見過面的同學，一晃眼，大家都已是坐五望六的年紀了。原來他的父親因跌倒造成顱內出血，做腦部掃描時，竟意外發現腦瘤！因病情複雜，而轉院到台北治療。

他不勝感慨地說：「小時候，為父母念書；年輕時，為孩子打拚。如今孩子都大了、獨立了，又要為父母的健康奔波，不知何時才能為自己而活？」

中年後期是個成熟的年紀，經濟較為穩定，心智漸漸圓融，但健康也可能慢慢出現警訊，彷佛中古車般，也會有某些小零件需要進廠維修，但同時卻也要負起照顧高堂的責任。

十多年前有位朋友就說，他們六十多歲的夫妻照顧八十多歲的雙親，是老人在奉養老人，沒想到這情景，儼然成為今天許多家庭的寫照了。

門診中，不乏中年兒女帶著父母一起來看病，其中有位女兒同時帶著失智的母親，和坐在輪椅上患帕金森氏症的父親一齊來門診，我心中不禁感佩她的孝心與辛苦。

還有一位家屬，原先是護士，已做到護理長了，但為了照顧失智的雙親，五十歲出頭就退休，回家擔起照護的重任。

有位老年失智症患者整天遊走不停，住院時，白天由太太及媳婦跟隨，直繞著病房護理站打轉；晚上換兒子陪走，弄得家人都筋疲力竭，只有病人還精神奕奕。後來服用藥物後，情況稍微好點，但仍需婆媳一起全力照顧，媳婦毫無怨言，婆婆也對媳婦的表現備感窩心。沒想到後來，婆婆得了癌症，媳婦得同時照顧兩位長輩，更是辛苦，因此必須服用抗憂鬱症藥物。

婆婆去世後，照顧公公的責任完全落在媳婦身上，她仍然是盡心盡力。她認為這是做晚輩的責任，也感念公公健朗時待她的好，這樣的翁媳關係也真是難得啊！

在醫院的長廊上，常見到中年兒女挽著父母的手來看病或檢查，就像當年父母牽著他們的手一樣，十分溫馨，但親子角色的互換，不見得都這麼感人。有次聽到一位女兒對老年失智症的父親大聲說：「叫你坐挺一點才像樣，你都不聽！」還說要對父親兇一點，讓他害怕，才會記得，不免讓我聯想到小時候被師長斥責的情境。

中年兒女對未來的準備

中年兒女從小努力念書、拚命工作、結婚生子、奉養長輩，然後變老、生病、死亡。這是人生的常態，無可避免，但是在漸入中年的過程，對未來就得預做準備。

1.善待子孫晚輩：「善有善報，惡有惡報」並非必然，有時對子女極盡呵護，予取予求，老來子女仍然不孝。而如果平常不照顧家人，就更別指望自己老來多病時會有人在旁侍奉湯藥，親情是需要培養的。

2.要有將來獨居或住老人院的心理準備：有時不是兒女不孝，而是他們工作太忙，生活壓力大，或者子女身在國外打拚事業，無暇顧及雙親。那麼，當自己漸漸年老力衰，甚至可能無法打理自己的生活時，不妨考慮住進老人院或銀髮公寓，不但可以有同伴相互支持打氣，能維持簡單的社交活動也很好，還能減少兒女們自責不孝的罪惡感。

3.多存點錢：一定要存些老本，老來經濟獨立，縱使需人照顧，也才有尊嚴。

4.不要虧待自己：平常難得空閒時，就要放鬆犒賞自己，哪怕是看場電影，或出外吃吃簡餐、喝喝咖啡也好，雖然要善待子女，但不要為子女做牛做馬。不需要等到兒女都長大，也不必等父母都不在了，現在就可以開始擁有屬於自己的生活。

向走上銀幕的失智長者及家屬致敬

失智症並不是「癡呆」也不是「老番癲」！這些稱呼多少有歧視或貶低的意味，讓失智症病人或家屬覺得丟臉而說不出口，甚至可能因此而不就醫，延遲了診斷與治療。

那一段被遺忘的時光

最近看了紀錄片《被遺忘的時光》，是關於六位住在「天主教聖若瑟失智老人養護中心」以及一位社區失智老人的故事，片中並造訪他們原來的住家，傾聽其家人的心聲，有淚有笑，溫馨感人。

天主教失智老人基金會的工作人員和導演，想必花了不少時間才徵得病家的同意，讓他們勇敢地走上銀幕。這七位失智長者來自不同的生活背景，失智症狀也不盡相同。他們與家人的姓名、住家和起居生活都真實呈現，坦然讓大家知道他們罹患失智症，令我非常感動。

失智症（包括阿茲海默症）除了造成患者的認知和生活功能退化，還可能出現非理性或精神行為問題，時時需人照顧。以前被稱為「癡呆症」（現在仍常有人脫口而出），還有人叫「老番癲」，這些名詞多少有歧視或貶低的意味，讓罹患失智症的病人或家屬覺得不好意思或感到不名譽，而說不出口，甚至可能會因此而不就醫，延遲了診斷與治療。

例如二〇〇九年，美國針對五百三十九位阿茲海默症患者的照顧者進行調查，發現五成七的患者在症狀出現的兩年後才就醫，但如果照顧者擔憂患者會被貼上污名的標記，則從出現症狀到診斷平均長達六年之久。

雖然阿茲海默症目前還不能根治，藥物的療效也有限，但診斷之後可以讓病人家屬了解此疾病，好好規畫未來，包括財務分配、完成心願、是否參加藥物試驗以及人際關係的回顧等等。

有位朋友看了這部電影後，很感慨地說，阿茲海默症有它的慈悲，因為它讓人慢慢退化，使家人至少有三、五年的時間可以修復關係，並且懂得珍惜當下。沒錯，也許溫馨的家人聚會，失智長者幾分鐘之後就不記得，但他當下快樂就好，所以越早診斷就越能有這種體會與領悟。

豁達看待失智症

在《被遺忘的時光》裡，當年眷村裡的老姊妹們相約來看失智的老奶奶，其中一位說：

「人老了，都會生病，每個人的病都不同，她得的就是這個病嘛！」

這是一種多麼豁達的態度。人的器官有使用年限，哪個器官會先出現問題人人不同，有人得癌症、有人心臟衰竭、有人膝蓋退化，而有人則是大腦退化。

自從美國前總統雷根公開自己罹患阿茲海默症的消息之後，許多名人紛紛「跟進」，例如：諾貝爾物理學獎得主高錕教授的夫人二〇一〇年十一月在台灣演講，分享高教授罹患阿茲海默症的心路歷程。雖然引起廣大迴響，但不若像你我一般的民眾在銀幕上現身說法更具說服力，讓我們把失智症當作眾多疾病的一種，不要再貼上負面標記吧！

Chapter 4

失智症的治療

——打破迷思，展望未來

失智症的藥物治療

阿茲海默症是最常見的一種失智症，目前無法治癒，只能用藥物延緩退化情況，因此，唯有加上照護等非藥物治療，才能使病情得到最好的控制。

治療失智症的兩大類藥物

自從第一種可以用來治療輕度至中度阿茲海默症的藥物「塔克寧」（tacrine），一九九三年通過美國食品藥物管理局的核可上市後，從此失智症就不再是無藥可治的「不治之症」了！

1. 輕度至中度：乙醯膽鹼酶抑制劑

目前治療失智症的藥物共分為兩大類，其一是乙醯膽鹼酶抑制劑（acetylcholinesterase inhibitors），這類藥物是經由增加腦內叫做「乙醯膽鹼」的神經傳導物質，來改善病人的臨床症狀，而目前相關藥物共有三種：愛憶欣（donepezil）、憶思能（rivastigmine）和利憶靈（galantamine），主要是用在治療輕度至中度的阿茲海默症。

三種乙醯膽鹼酶抑制劑的療效研究

二〇〇六年，考科藍實證醫學資料庫分析三種乙醯膽鹼酶抑制劑對治療阿茲海默症的療效，依據十個隨機有安慰劑控制組的藥物試驗結果顯示，發現接受乙醯膽鹼酶抑制劑治療六個月的輕至中度阿茲海默症病人，在阿茲海默症評估量表的認知功能表現上比安慰劑組少退化二·七分，在生活功能、行為表現量表上也顯示出療效。三種藥物療效相當，主要依個別病人對藥物療效和副作用上的反應來做選擇。

三種藥物的療效並無證據顯示有差異，副作用也類似。因此在藥物選擇上，主要會依病人對藥物的反應和是否產生副作用來決定，如其中一種藥物有副作用或效果不好，則需進一步調整劑量或更換藥物服用，以提升治療效果。

關於這類藥物長期的療效，依據臨床使用的長期觀察性追蹤研究顯示，長期使用乙醯膽鹼酶抑制劑對減緩認知功能退化的療效，平均至少可達三年，之後依病情而持續調整藥物或劑量。

2.中度至中重度：麩胺酸NMDA受體拮抗劑

另一種藥物則為麩胺酸ＮＭＤＡ受體拮抗劑（memantine），此類藥物可阻斷因麩胺酸（glutamate）過多，在ＮＭＤＡ受體上作用過強而造成的腦部神經細胞損傷和死亡。藥物試驗的結果顯示，此種藥物無論是單用或和乙醯膽鹼酶抑制劑併用，都可以減緩病人在認知及生活功能的退化，目前主要是用來治療中度至中重度的阿茲海默症。

這兩類藥物併用的效果如何？

在二〇〇九年一篇來自美國匹茲堡大學的研究中，追蹤了九百四十三位輕至中度阿茲海默症的病人至少一年以上，平均追蹤時間為六十二·三個月。結果顯示未接受阿茲海默症藥物治療的病人，五年後，有六成退化到必須入住養護中心接受全天式照顧；單服用乙醯膽鹼酶抑制劑的病人，只有三成退化到此程度；而同時服用這兩種藥物者，更是只有一成需入住安養機構。

二〇一二年，學者Muayqil和Camicioli統合分析了十三個研究，共九百七十一位阿茲海默症病人的資料，結果顯示對於中重度阿茲海默症的病人，用兩種藥物合併治療，在認知功能和生活功能上確實均比單一種藥物的療效顯著。

其實，乙醯膽鹼酶抑制劑中的「愛憶欣」，治療的適應症已從輕度延伸至重度的阿茲海默症都有療效，「憶思能」則可以治療帕金森氏症合併失智的病人。至於血管性失智症，雖然兩大類的藥物都有用來治療此類病人的藥物試驗，但因有部分療效不夠顯著，且有副作用的疑慮，所以目前血管性失智症並不是此類藥物被核可治療的適應症。

這兩大類藥物目前在臨床上都只有暫時改善阿茲海默症病人症狀，延緩其知能退化的作用，而無法阻止病程的發展或是使病人的記憶力恢復正常，因此，非藥物治療（如：認知訓練、懷舊、音樂、芳香治療等多種方法）和照護技巧的配合就顯得相當重要。唯有藥物加上非藥物治療，才能使病情得到最好的控制。

咖哩可以預防阿茲海默症嗎？

咖哩究竟有沒有療效，還需要更完整的臨床試驗，畢竟要證實一種藥物或食物的療效，從實驗室的工作檯到應用於病人身上，是一段漫長而崎嶇的路程。

在一次失智症的演講中，我強調**受教育、多動腦，是目前最有效預防阿茲海默症的方法**。會後，有位女士來問我，什麼藥物可以預防阿茲海默症？我說目前還沒有。她有點失望，又再問什麼食物可以預防？看她如此殷切盼望，讓我不禁脫口而出：「可以吃咖哩看看。」這位女士的疑問代表了許多人的心聲，希望能快速藥補，退而求其次則是慢慢食補，最好的就是知道食物名稱，能立即著手來預防。

咖哩可以預防阿茲海默症嗎？讓我們來一步一步分析。

從實證醫學的金字塔說起

藥物、食物的療效或預防效果講求的是實證醫學。

實證醫學的金字塔由底層向頂端的說服力越來越強。

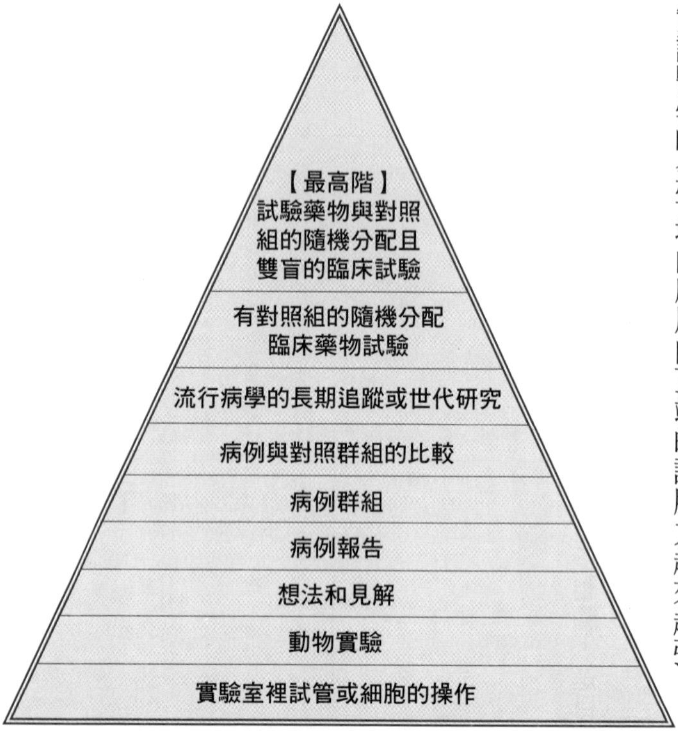

＊試驗藥物與對照組的隨機分配雙盲臨床試驗：受試者和醫師皆不知受試者服用的是試驗用藥或安慰劑，直到臨床試驗結束、療效評估完成後才拆封，以確定療效是來自試驗藥物而非安慰劑。

阿茲海默症是大腦退化疾病，真正的致病原因目前仍不清楚，但其致病機轉和大腦病變已有很詳盡的研究，主要是患者的大腦有大量的類澱粉斑塊，和神經細胞內的神經纖維纏結的聚集。類澱粉斑塊是類澱粉前身蛋白被β和γ分泌酶切割後，所形成的β類澱粉蛋白的凝聚物。由於類澱粉斑塊周圍常有發炎細胞的存在，因此，慢性發炎可能與阿茲海默症的致病機轉也有關聯。

咖哩預防阿茲海默症的效果

咖哩是由薑黃的根莖所製造出來的產品，而薑黃的主要成分是「薑黃素」（curcumin）。金字塔底端的實驗室與動物實驗的證據顯示，薑黃素對預防或治療阿茲海默症是很有說服力的。過去有許多論文顯示，在實驗室中，薑黃素能抑制β分泌酶的作用、類澱粉蛋白的凝聚以及類澱粉斑的發炎反應。以阿茲海默症遺傳基因所轉殖的老鼠或大白鼠動物實驗中，發現口服薑黃素可以抑制其腦內類澱粉斑塊的形成，有的研究還發現能改善動物的認知行為。

這些令人振奮的研究結果，讓學者進一步希望從流行病學來印證，有兩個相關的研究，不過，研究結果對於咖哩預防阿茲海默症的效果均不太具說服力。

常吃咖哩有效嗎？

第一個研究發表在二〇〇一年《美國神經學期刊》。針對印度巴拉布加（Ballabhgarh）鄉村地區的一千三百四十二位，六十五歲或大於六十五歲、無失智症的居民追蹤兩年後，發現其阿茲海默症的發生率是每年千分之四·七，遠比美國賓州的千分之十七·三為低。

雖然有人認為印度的阿茲海默症發生率低，可能和其人民常吃咖哩有關，但作者分析此研究可能因文化、生活背景、平均餘命較短和追蹤時間太短，而低估了印度阿茲海默症的發生率。

第二個是發表在二〇〇六年《美國流行病學期刊》的研究。

一千零十位無失智症的新加坡亞裔居民，年齡由六十到九十三歲，依據吃咖哩的次數分為三組：1.常吃（每個月至少吃一次，四百三十六位）；2.偶爾（二至六個月內至少吃一次，四百一十一位）；3.從來不吃或很少吃（少於六個月一次，一百六十三位）。並讓受試者接受簡短智能測驗（滿分為三十分）。

結果發現三組的分數分別是二十四．八分、二十四．八分和二十三．三分，常吃和偶爾吃者在簡短智能測驗的表現比很少吃咖哩那組好，雖然分數相差不多，但具統計上的意義。

臨床試驗尚未證實療效

金字塔頂端有安慰劑作為控制組的隨機雙盲的咖哩臨床試驗，目前只有三個，其中兩個已分別在香港和美國加州完成，第三個在印度，目前還在收案中。

1. 香港

第一個來自於香港中文大學的初步研究，刊登於二〇〇八年的《臨床精神藥理學期刊》。三十四位阿茲海默症病患被分為三組：口服安慰劑、口服薑黃素每天一公克或每天四公克，且所有病人都同時服用銀杏。六個月後，三組的簡短智能測驗與基礎值相比都沒有差別。

作者認為此研究的缺乏療效可能與參與人數太少、服用薑黃素的時間太短，而且安慰劑組在六個月內的智能也沒有退化之故。

2.美國加州

美國加州的臨床試驗，把三十位阿茲海默症病人隨機分配為三組，分別服用安慰劑、薑黃素每天二公克或每天四公克，共二十四週。根據其二〇〇八年的會議報告，三組的認知功能並無差別。

這兩個薑黃素的臨床試驗報告，並沒有證實薑黃素對阿茲海默症的療效，但在下結論前，還需要更大規模、人數多且追蹤時間長的臨床試驗。由此可見，要證實一種藥物或食物的療效，從實驗室的工作檯到應用於病人身上，是多麼漫長而崎嶇的路程！不過可以確定的是，喜歡咖哩滋味的人在品嘗之餘，也許還可以抱著一線希望。

椰子油或銀杏真能治療阿茲海默症嗎？

飲食習慣是可以培養的，與其獨偏一種食物，不如由調整飲食型態著手，透過日常健康的飲食，讓阿茲海默症在不知不覺中遠離。

從二〇〇九年起，網路就不停流傳著一段椰子油能緩解阿茲海默症的短片，影片中，美國小兒科紐波特醫師（Mary Newport）讓罹患阿茲海默症的丈夫服用椰子油一段時間後，發現丈夫的「畫時鐘測試」★由不成形進步到有模有樣，也比

★畫時鐘測試：請受測者畫一個有數字的鐘面，並以長短針顯示一特定時間。施測者評估受測者畫的時鐘型態、數字排列、指針長短、是否指出正確時間等，以判斷其是否有認知功能障礙。

較會與人互動。紐波特醫師並於二〇一一年出版一本相關的書，讓眾多阿茲海默症患者燃起了希望。

椰子油真能治療、甚至預防阿茲海默症嗎？還有哪些食物能預防阿茲海默症呢？

新藥的試驗與上市過程

要證明一種新藥確實有療效的過程很不簡單，通常是這樣的：

某人或幾個案例發現某種藥似乎有效↓透過實驗室與動物實驗證實藥理作用機轉、可能的療效和副作用，有時還會由流行病學研究取得間接佐證資料↓接著展開人體臨床試驗。

人體臨床試驗分三期

【第一期】探討藥物的安全性。

【第二期】研究藥物在各種劑量時的初步療效。

【第三期】以嚴謹的、有安慰劑作為對照組的隨機雙盲（受試者與醫師在試驗結束前，都不曉得受試者是服用試驗用藥或安慰劑）試驗，證實藥物有明顯療效和可接受的副作用，之後才能上市。

許多原本一路看好的藥物，卻在第三期臨床試驗時鎩羽而歸。例如：一種用以治療阿茲海默症的抗類澱粉蛋白疫苗，在第二期臨床試驗時，腦部正子掃描檢查發現，此疫苗的確可以減少患者大腦內類澱粉蛋白的沉積，但二〇一二年完成的第三期試驗，卻發現並無法改善患者的認知功能，因而希望落空。

椰子油、銀杏等的實證還不足

健康食品的上市不若藥物嚴格，但如果要證實其成分的療效，也必須如同藥物經過層層關卡。

最明顯的例子是銀杏葉的萃取物（EGb761），因具有抗氧化功能，實驗室中發現能抑制類澱粉蛋白的沉積，有些人服用後也自覺記憶減退較慢。雖然銀杏在流行病學以及小規模的臨床試驗上，顯示對預防阿茲海默症有效，但最近兩個大規模的第三期臨床試驗結果卻讓人失望。

一個是二〇〇八年十一月發表的隨機雙盲臨床試驗，針對美國三千零六十九位的七十五歲以上無失智症的老年人，平均服用銀杏六年。另一個則是針對法國兩千八百五十四位七十歲以上，自覺記憶減退但非失智的老年人，連續服用五年。結果兩個試驗都發現，服用銀杏和服用安慰劑組，在追蹤期間發生阿茲海默症的比例並無差別，表示銀杏並沒達到預防阿茲海默症的功效。

很多食物的成分也都在實驗室或動物實驗中顯示，能減少大腦內類澱粉蛋白的沉積，有的能改善老鼠的記憶和學習能力，或是有來自流行病學的有利訊息，甚至還有臨床試驗結果，但目前用來預防阿茲海默症的實證還不足。除了咖哩（主要成分是薑黃素），還有紅麴（monacolin-K）、葡萄和葡萄酒（白藜蘆醇）、綠茶（綠茶素）和魚（DHA與EPA）等。

紐波特醫師會想到用椰子油來治療丈夫的阿茲海默症，是因為有學者認為此症患者的腦細胞對胰島素有阻抗性，因此腦細胞無法有效利用葡萄糖而造成認知功能減退，但椰子油的三酸甘油脂經肝臟代謝變成酮（ketones），則可被腦細胞利用。

刊登於二〇一三年六月《老化神經生物學》期刊上的一篇動物實驗論文，發現被餵食含高酮脂食物四到七個月後的老鼠，比起餵食一般飲食的老鼠顯得較不焦慮，其記憶和學習能力稍佳，且大腦中的類澱粉斑也較少，但兩組都分別只有十到十五隻老鼠。

所以到目前為止，以椰子油治療阿茲海默症主要來自個人經驗和老鼠實驗，而且很可能有些人吃了沒效但沒被報導出來。關於椰子油的臨床試驗，美國佛羅里達大學已在二〇一三年六月開始進行，因此要證實其療效，還需要一段時間。

此外，椰子油的飽和脂肪酸含量高達百分之九十，雖然其中有一半是月桂酸，會提升血中高密度膽固醇（好的膽固醇）的濃度，但畢竟還有其他種飽和脂肪酸，所以在更多的實證出現前，還是保守為宜。

最好從調整飲食型態著手

其實，**與其獨偏一種食物，不如由調整飲食型態著手。**

美國哥倫比亞大學醫學院於二〇一〇年六月發表了一篇論文，追蹤兩千一百四十八位六十五歲以上、無失智症的社區居民，並根據日常飲食中的營養成分（飽和與各種非飽和脂肪酸、維他命E、B_{12}和葉酸）分析其飲食型態。四年後，其中兩百五十三位發生阿茲海默症。

研究人員發現**在飲食習慣中，多沙拉、堅果、番茄、魚、家禽、十字科蔬菜、水果與深綠葉蔬菜，而少乳酪、奶油、紅肉，對阿茲海默症有保護作用。**

研究中，將居民依其飲食習慣和上述飲食型態的相合度均分做三組：最符合組、中等符合組、最不符合組。而與最不符合此飲食型態的居民相比，最符合這種飲食型態的居民罹患阿茲海默症的機率，減少了百分之三十八。這樣的飲食型態很類似地中海式飲食，也比較容易做到。

飲食習慣是可以培養的，慢慢適應了新的飲食習慣後，也會逐漸喜歡上它。希望大家都能透過健康的日常飲食，讓阿茲海默症在不知不覺中遠離。

維他命E有效嗎？

「天然的尚好」！多從深色蔬菜、水果、橄欖油中獲得營養成分，再加上定期的適當運動，效果遠勝每天吞下一大把所謂的「健康食品」。

維他命E效果的論戰

由於維他命Ｅ是抗氧化物，長久以來一直被認為可能有預防心臟病、癌症及失智症等功效，因而廣為大眾服用。根據一項統計，美國五十五歲以上的人，有百分之二十二每天服用維他命Ｅ，一般劑量是每天四百ＩＵ（維他命的國際計量單位）。

二〇〇五年一月，《內科醫學期刊》刊登了一篇由美國、西班牙和英國的學者所發表，關於高單位維他命Ｅ（每天至少四百ＩＵ）有可能增加死亡率的論文。這篇論文經媒體報導後，引起大眾的疑慮及擔心：

到底該不該服用維他命Ｅ？一天四百ＩＵ是不是太多了？

讓我們進一步了解這篇論文的結論從何而來。

這三位學者回顧了從一九六六至二〇〇四年間，有關維他命Ｅ與死亡率相關的十九篇臨床試驗的論文。這十九篇論文都是隨機抽樣，且有安慰劑做對照組的試驗，試驗執行期間均超過一年，而且至少有十位死亡，才選入統計分析。

這十九個試驗總共有十三萬五千九百六十七位參加者，使用的維他命Ｅ劑量每天由十六．五至兩千ＩＵ，這些試驗的參加者包括健康中年人、一般社區民眾、老年人、白內障、心肌梗塞、心臟病患者、洗腎者、帕金森氏症以及阿茲海默症患者，所以成員很複雜。

結果經過三位學者的統計分析，發現服用維他命Ｅ四百ＩＵ以上時，其死亡率比安慰組高，即在一萬人中多了三十五位死亡。用量小於一百五十ＩＵ時，不會增加死亡率；但超過一百五十ＩＵ後，死亡率隨著維他命Ｅ使用劑量的增加而增加。

作者認為這十九個研究都是嚴謹的臨床藥物試驗，資料較為可靠，有別於一般的動物試驗、臨床觀察或流行病學研究，因此建議維他命E的服用量應每天小於四百IU。

維他命E與失智症的相關研究

關於維他命E是否可預防失智症或減少智能退化的功能，這幾年來陸續有人進行相關研究。

二〇〇五年，《新英格蘭醫學期刊》發表了一個對七百六十九位輕度認知障礙患者的藥物試驗報告，結果顯示使用乙醯膽鹼酶抑制劑愛憶欣十毫克或維他命E兩千IU治療三年後，記憶力的退化情形與服用安慰劑組並沒有差別，而且也沒有減少失智症發生的機率（參見第一〇一頁）。

二〇一二年，有一篇來自美國加州大學聖地牙哥分校的研究，對七十八位輕到中度阿茲海默症病人，給予十六週八百IU維他命E加上五百毫克維他命C，和九百毫克硫辛酸或四百毫克 Coenzyme Q或安慰劑，每日三次。

結果顯示，雖然給予這些抗氧化劑，確實減少了腦脊髓液中與氧化壓力相關的生物標記指數，但所有抗氧化劑都對和阿茲海默症病程變化的相關指標沒有影響，也沒有減少這些病人認知功能退化的速度。

天然食物和適當運動最好

儘管如此，相關流行病學的研究，大多顯示了長期服用富含維他命Ｃ、維他命Ｅ等抗氧化劑的食物，可以減少認知功能的退化和預防阿茲海默症的發生。

整合所有文獻的結果，我們可以了解「天然的尚好」！

與其食用健康食品預防老化，還不如改變生活飲食習慣，由深色蔬菜、水果、橄欖油中獲得這些成分，再加上定期而適當的運動也就夠了，效果還勝過每天吞下一大把所謂的「健康食品」。

得了癌症，就比較不會得阿茲海默症嗎？

癌症是細胞不正常的過度增生，阿茲海默症則是腦細胞的凋零死亡，兩者在某種程度上，互為保護或排斥的關係。

當癌症遇上阿茲海默症

假想，當醫師不知如何安慰一位剛被診斷有阿茲海默症的病人，而這麼對他說：「雖然你不幸得了阿茲海默症，但是你將來罹患癌症的機率少了將近一半。」

然而，果真如此嗎？

癌症與阿茲海默症都和年老有關，但**癌症是細胞不正常的過度增生**，**阿茲海默症則是腦細胞的凋零死亡**，按理來說，這兩個細胞存活力完全相反的疾病應該很難共存。

二十多年前就曾有醫師觀察到，安養院裡的失智病患很少有癌症的病史，而許多心智正常的老人卻曾患有癌症。後來，不少流行病學研究更顯示這兩種疾病的發生率成反比，即癌症患者得到阿茲海默症的機率較低，相對地，阿茲海默症患者罹患癌症的比例也較低。

然而，流行病學的結論讓人有所疑慮，癌症病患是否因存活期縮短而沒機會罹患阿茲海默症？或是因專注於治療癌症，忽略了阿茲海默症的症狀，而沒被診斷出來？

反之亦然，阿茲海默症患者也可能因存活期比一般人短，或是比較不會注意及表達身體的不適，以致癌症沒被檢查出來，因此疾病的發生率較低很可能是診斷比例偏低的假象？

義大利的研究結果

一篇來自義大利，發表於二〇一三年七月的《美國神經學期刊》的流行病學論文，即針對以上可能的干擾因素做出了很好的研究設計。

例如，作者以癌症病人得到診斷的時間點，比較此時間點「之前」與「之後」的阿茲海默症發生率。由於有了癌症之前的阿茲海默症發生率做比較，因此可以確定阿茲海默症發生率較低，不是因罹癌後壽命減短，或忽略了阿茲海默症的症狀而造成診斷比例偏低。

同時，作者也比較了阿茲海默症病人在獲得診斷的時間點「之前」和「之後」罹癌的機率，以確定不是因為阿茲海默症病人不易表達出癌症的症狀，而造成癌症診斷比例偏低。

此研究結果發現，義大利北部地區六十歲以上的二十萬四千四百六十八位居民中，根據官方的登錄資料，在二〇〇四年到二〇〇九年間，新診斷出兩萬一千四百五十一名癌症和兩千八百三十二名阿茲海默症病例。而一百六十一位居民在同一期間有兩個診斷，其中六十八位先有阿茲海默症，九十三位先出現癌症。

經過統計分析，發現與當地的居民相比，癌症病患罹患阿茲海默症的機率少了百分之三十五，而阿茲海默症患者罹癌的機率也減少了百分之四十三，而且此機率的減少並非因為已得了其中一種病而使另一種病被忽略，減少了診斷率。

這個研究再度證明了，癌症與阿茲海默症兩者在某種程度上，互為保護或排斥的關係。

台灣的研究結果

台北榮總研究團隊以台灣健保資料庫分析了阿茲海默症患者的癌症發生率，結果已發表於二〇一三年的《神經流行病學期刊》。

此研究蒐集了六千九百六十位在一九九七到二〇〇六年間，確診為阿茲海默症且沒有得過癌症病人的資料，分析他們在被診斷出阿茲海默症後得到癌症的發生率。結果發現與正常人相比，阿茲海默症患者的癌症發生率減少了百分之十二，而且在阿茲海默症診斷超過一年的患者中，此發生率的減少更為顯著。

性別和年齡也有其影響力。女性阿茲海默症患者的癌症發生率明顯較正常人低（減少百分之十九），而男性患者則與正常人相當。年齡在六十到七十九歲之間的阿茲海默症患者罹癌的機率，比同年齡的正常人減少了百分之二十，但在四十到五十九歲和大於八十歲的族群則無差異。

細胞的過度增生與凋零死亡

是什麼因素在主導，讓細胞到了老年，有的選擇過度增生，有的選擇凋零死亡呢？

其作用機轉非常複雜，目前並不是很清楚，但可能和體內的某些訊號傳遞蛋白以及蛋白的基因多型性有關，p53就是其中之一。

p53是一種抑癌蛋白，當外來的各種刺激或壓力讓細胞的DNA受傷時，p53

能控制細胞的生命週期使其不再生長，隨之凋零或死亡，以避免癌細胞的發生。但代價卻是因此造成細胞的衰亡而產生退化疾病，文獻上就曾有學者發現阿茲海默症患者腦中的p53濃度較高。

曾經問一位朋友：「如果一定要選一種，你要得到癌症還是阿茲海默症？」他堅決地說：「都不要！」

的確，癌症和阿茲海默症都是大家很害怕得到的疾病。有朝一日，專家學者們若能研究出如何調控細胞的生長和修復，使死亡凋零的與新生、修復的細胞數目保持平衡，那就可以一石兩鳥，從作用機轉上來對抗癌症和治療阿茲海默症了。

六百七十八位修女教你遠離失智

阿茲海默症患者在長達三到五年的輕度時期，仍可從事簡單或熟悉的工作，尤其能享受食物的美味和旅遊的樂趣，這也是凝聚親情、友情和活在當下的好時機。

當生命的河流由湍急奔放逐漸放慢趨緩，名利地位不再掛帥，企求的只是健康平安、心智健全，以及有個優雅的老年時，我們要如何做到呢？《優雅的老年——678位修女揭開大腦健康之鑰》這本書，剛好可以回答這個問題。這本書的英文原著《Aging with Grace：What the Nun Study Teaches Us About Leading Longer, Healthier, and More Meaningful Lives》雖然出版於二〇〇二年，但書中提出的多項預防阿茲海默症的新知，至今仍屹立不搖。

「修女研究」的內容

一九八六年，本書作者大衛・斯諾登（David Snowdon）擔任明尼蘇達大學的助理教授時，被告知不太可能取得大學的終身職。因緣際會下，苦惱的斯諾登開始了一項針對阿茲海默症的「修女研究」（The Nun Study），也從此改造了他的學術命運。

由於修女的教育程度（百分之九十受大學以上教育）、在教會的生活環境和方式（百分之九十當老師）以及醫療照護都相似，少了許多干擾因素，非常適合針對某一疾病——如阿茲海默症——的特定因子做深入探討，是流行病學最好的研究題材。

一九九一年，共有六百七十八位「聖母學校修女會」的修女自願參與這項長期追蹤研究。她們加入時的平均年齡八十三歲（在七十五到一〇七歲之間），接受每年一次的身體檢查和各種心智、認知功能評估，且死後接受大腦解剖，檢查是否有阿茲海默症或中風，以供研究腦部病理變化和臨床症狀的相關性。

這本書記錄了斯諾登進行「修女研究」的心路歷程，包括他如何與修女們接洽，說明研究的內容、意義以及互動。

難能可貴的是，書中以個別修女的故事來闡述醫學研究的結果，讓人對修女的生命教學印象深刻。例如：史瑞塔修女在同意死後接受大腦解剖時說：「作為修女，我們做了不生小孩的困難決定，但是經由捐獻大腦，我們可以幫助解開阿茲海默症的謎團，而能夠以不同的方式給予未來的世代生命。」這是多麼了不起的想法！

「修女研究」貢獻良多

「修女研究」對失智症有很重要的貢獻，例如：

1.修女在二十多歲剛發願入會時，所寫的自傳內容概念密度較高者（指以簡潔的文字就可表達出較多想法或是詞藻較豐富華麗），到了老年時的認知功能較佳，罹患阿茲海默症的機率也較低。

2.研究得知，小中風可誘發或加重阿茲海默症的症狀。

3.一百歲的蘿絲修女生前沒有失智症狀，死後的大腦解剖也沒有阿茲海默症或中風的病理變化，可見阿茲海默症不是老年的必然現象。

4.經過大腦解剖，呈現中度到重度的阿茲海默症病變的六十八位修女中，高達五分之一在生前並無失智，表示受教育或多動腦可增加腦力存款，使阿茲海默症不發病。

此外，「修女研究」的資料累積越來越豐富，不斷有醫學論文發表，就像一位修女說的：「修女研究讓我們在死後仍能繼續從事教學。」

預防發病是社會課題

流行病學研究顯示，全球失智症人口約佔六十五歲以上人口的百分之五，且隨著年齡的增加而增加，其中最多的是佔六成的阿茲海默症。**台灣早已步入老年社會，失智症總人口在二〇一一年底預估已超過十九萬人**，是家庭和社會的重大負擔。

阿茲海默症的大腦病變雖然很清楚，但真正原因仍不明，因此無法根治，目前的藥物治療僅止於症狀治療，且療效有限。加上阿茲海默症的病程長，由症狀開始到死亡平均八到十二年，病人的症狀逐漸變壞，終至完全需人照顧，且至少有一半的病人會出現妄想、幻覺、激動或遊走等精神症狀，常讓照顧者筋疲力竭。此外，失智症所衍生出來的倫理、法律和財產等問題更不容忽視。

阿茲海默症的八大預防因子

有些人對失智症的刻板印象是「什麼人都不認識了，還會大小便失禁」，但那是指極重度的失智症患者。其實，**阿茲海默症患者在長達三到五年的輕度時期，雖然短期記憶喪失，其他認知功能減退，但長期和立即記憶仍在，仍可從事簡單或熟悉的工作，尤其能享受食物的美味和旅遊的樂趣，這也是凝聚親情、友情和活在當下的時機。**

當然，**最好的治療是預防**。雖然目前無法完全防止阿茲海默症的發生，但可以根據「修女研究」中阿茲海默症的保護因子著手，做到以下這幾項：

1. 受教育
2. 多動腦
3. 多運動
4. 多走路
5. 多吃蔬果

6. 預防中風
7. 想法樂觀、積極和正面
8. 維持良好的人際網絡

如此一來，將可以大大減少罹患阿茲海默症的機會，甚至讓大腦即使有了病變也不會出現失智症狀。

與阿茲海默症有關的類澱粉斑塊和神經纖維糾結病變，在患者二十多歲時就已開始在大腦內堆積，因此預防要趁早，也難怪斯諾登博士會勸人要「念書給孩子聽」了。

有阿茲海默腦病變卻不失智

有人可以做到雖然有阿茲海默症的腦病變，卻不出現失智症狀，這不僅是經由增加知能存款，使腦血流增加，同時也更進一步證實了大腦的彈性和可塑性！

近年來，台灣發生兩件與失智症有關的震驚社會案件，都是多年照顧失智老伴的先生，因不忍看著另一半繼續受苦，或擔心將來自己去世後，老伴無人照顧，因而先結束老伴的生命再企圖自殺。有一部奧地利法語電影《愛．慕》（Amour）也是類似的情節，一對八十多歲鶼鰈情深的音樂家夫婦，老先生在長期照顧血管性失智症的太太後，於極度無奈和悲傷中，悶死了睡夢中的老太太……

由此可見，全球老化所帶來的慢性疾病衝擊，特別是阿茲海默症，將會逐漸深入每個家庭，我們得提早因應，並做好心理上的準備。

多動腦、多運動，控制失智不發生

失智症「最好的治療」是預防，然而，雖然現代醫學已經很清楚阿茲海默症的大腦病變（類澱粉斑和神經纖維纏結）與臨床病程，但除了小於百分之五的遺傳基因外，其致病原因至今未明，因此預防只能由降低危險因子著手，也就是增強保護因子，如：多動腦、多運動，控制高血壓、糖尿病和高血脂等血管性因子。

當然，具有危險因子只是得病的機率較大，並不一定就會罹病，保護因子亦然。但令人鼓舞的是，不少研究發現，有些人即使大腦已有阿茲海默症病變，卻沒有出現失智症狀，這是因為有保護因子來增加知能存款之故，著名的「修女研究」就是其中之一。

此外，最近更有一篇研究，以腦血流的變化來支持此論點。

巴爾的摩長期追蹤研究

這篇論文來自約翰霍普金斯大學的「巴爾的摩長期追蹤研究」，發表於二〇一二年五月的《大腦與行為期刊》。

十九位平均年齡七十六歲、認知功能正常的老年人（男性十五位、女性四位），每年接受一次認知功能測驗及正子攝影腦血流（$H_2{}^{15}O$-PET）檢查，一直到去世（平均年齡八十六歲），並接受腦部解剖以確定是否有阿茲海默症腦病變。

平均追蹤十年後，這十九位參加者分為以下三組：

1. 正常組：認知正常且無阿茲海默腦病變（七位）
2. 無症狀的阿茲海默症組：無失智症狀但有阿茲海默腦病變（六位）
3. 阿茲海默症組：有失智症且有阿茲海默腦病變（六位）

大家最感興趣的是，與阿茲海默症組具類似程度的腦病變卻無症狀的這組。如何逃過阿茲海默症病變的侵襲而不出現失智？

對十二位（第二和第三組）有阿茲海默腦病變者的正子攝影腦血流長期追蹤發現，雖然無論是否有失智症狀，在大腦某些區域的腦血流都有逐年減低的現象，但無失智的第二組在顳葉內側、海馬迴及視丘的腦血流，卻有逐年增加的趨勢，顯示這組的大腦在早期即有彈性地發生了功能性改變。腦血流的增加，可能代表神經細胞工作量的增加，表示這群人的腦部嘗試以更努力工作，來維持大腦的認知功能，以因應逐漸沉積的大腦病變。

這項研究蒐集了十年長期追蹤的詳細認知和腦血流資料，以及死後解剖的大腦病變，做相關分析，非常難能可貴，但因人數只有十九位，且三組的年齡、性別、教育程度（平均十六年）、血管性因子以及具血脂蛋白第四型（APOE4）的比例都相當，無法找出造成「無症狀的阿茲海默症組」的大腦彈性從何而來，不過根據其他學者的研究發現，可能與海馬迴的神經細胞變大，或使用其他替代神經網絡等代償作用有關。

這篇論文給我們最大的啟示是：

雖然現階段阿茲海默症無法完全預防，但有人可以做到雖然有阿茲海默症的腦病變，卻不出現失智症狀。這不僅是經由增加知能存款，使腦血流增加，同時也更進一步證實了大腦的彈性和可塑性，只要我們多動腦、多運動、控制血管因子等因素，就有機會讓失智症不發生。

如何讓阿茲海默症不上身？

後天的努力——包括多動腦、多動手、多活動和豐沛的人際互動，可增加知能存款，經得起後來大腦病變的提領。

受教育或多動腦最有效

「如何預防阿茲海默症？」是目前大眾所最關心的話題。除了小於百分之五的病例是自體顯性遺傳，大部分的阿茲海默症是散發性，病因不明，因此預防只能從減少危險因子著手。

年齡、女性、血脂蛋白基因E第四型，都是已知的危險因子，但我們無法加以改變。

不過，許多流行病學研究都顯示，低教育、高血壓、糖尿病、高血脂、老年憂鬱症等也都是阿茲海默症的危險因子，因應之道就是**受教育、多動腦、多運動、多從事休閒活動、擴展社交網絡、清淡飲食，與治療高血壓、糖尿病、高血脂和老年憂鬱症等疾病**。

二〇一〇年四月，美國國家衛生研究院發表了一項聲明，宣稱這些改變生活的方式，並沒有足夠的證據可以預防老年失智症，但這並不表示沒效，只是目前的資料顯示出，預防效果並不是非常顯著，並且仍缺乏嚴謹的臨床試驗研究來證實，不過如果我們能做到每個保護因子，則會有加乘的效果。

受教育或多動腦，是得到最多學者共識的保護因子。以美國的「修女研究」最具說服力，研究結果顯示，**後天的努力——包括多動腦、多動手、多活動和豐沛的人際互動，可增加知能存款，經得起後來大腦病變的提領。**

從壯年開始預防阿茲海默症

阿茲海默症患者大腦的類澱粉斑，和神經細胞的神經纖維纏結，至少在出現失智症狀的十幾年前就開始沉積，且逐漸增加、擴散，等到大腦不堪負荷，無法代償時，就出現失智症狀，所以預防阿茲海默症必須從壯年就開始。

如果在大腦已有病變但尚未出現失智症狀時，就開始使用藥物治療，是否可以預防失智的發生呢？多年來，學者一直很積極地由腦影像及腦脊髓液尋找阿茲海默症的生物標記，作為症狀發生前的診斷。對於高危險群對象（如帶有血脂蛋白基因E第四型或輕度認知障礙者），將來若可利用生物標記，找出尚無症狀的潛在阿茲海默症患者，預先投予藥物，以防止失智出現，相信對個人和社會都是治療上的一大突破。

近年來，阿茲海默症在台灣逐漸受到重視，藥物治療與世界同步，積極參與新藥臨床試驗，醫學倫理議題也漸漸浮上檯面。而全球的阿茲海默症新藥前仆後繼，臨床藥物試驗一個接一個地展開，且新藥研發的方法越來越精進，目標越來越明確，治療的對象也由輕、中度患者逐漸往前至輕度認知障礙，甚至將來可能會包括心智正常的高危險族群，相信成果是指日可待的。

由實驗室到臨床
——轉譯醫學的路充滿挑戰

「轉譯醫學」是指實驗室裡的醫學研究能夠直接與臨床治療銜接。但是許多藥物在動物實驗時療效明確，卻無法顯現在人類身上，而這也是目前醫學研究上的一大困境。

物種的先天差異

不久前的一場演講，我提到治療阿茲海默症的新藥研發非常蓬勃，但不少原本令人期待的新藥，因無法在第三期嚴謹的臨床試驗中證實療效而從此消失。

一位醫師問：「為何藥物在動物實驗時療效明確，卻無法顯現在人身上呢？」

這個問題好回答，當然是人與動物不同嘛。但仔細一想，這位醫師問的正是如何把新藥或新醫療技術「由實驗室工作檯送到病床邊」（from bench to bedside）的熱門議題，也觸及了「轉譯醫學」（translational medicine）的重要性及困境。

雖然基因體研究發現人類的基因有百分之九十五與老鼠相同，但這些基因排列的位置很多與老鼠不同，而且還有百分之五的基因差別，這小小的差別造成外型、解剖和生理上很大的差異。小孩不能被當作縮小版的大人，而需要有小兒科醫師；狗也不是小型的馬，那麼人與老鼠等動物更是不同，對藥物的反應不能只以體型大小的比例來看待。

何況，即使只是體型的大小也會帶來很大的差別。

例如：相對於人類的心跳每分鐘約八十次，而老鼠的心跳每分鐘高達六百次，因此代謝快，其每公斤體重相對能承受較高劑量的藥物。因此把用於老鼠的劑量換算到人身上時，需運用藥物動力學★的原理。

★藥物動力學：研究藥物在動物體內吸收、分布、代謝、消除隨時間變化情形的科學。

三個主要障礙

實驗室工作檯上的成果之所以不易展現在人身上，除了物種先天上的差異外，還有以下三個主要障礙。

1. 蝴蝶效應

一九六〇年代的一位氣象學家勞倫茲（Edward N. Lorenz）在預測天氣時，發現其運算程式只做了百分之〇．一的改變，但所預測的結果卻遠大於百分之〇．一，因此「蝴蝶效應」就被用來指：最初微小的改變，會導致結果的巨大變化。

在實驗室的工作檯或動物實驗中，科學家們的研究設計和投予的藥物劑量如稍微不同，有時會產生不同、甚至相反的結果；若是再推衍到人類身上，那產生的差異也就不足為奇了。也就是差之毫釐，失之千里。

2. 個體差異

幾乎所有的實驗結果，都以組別間的差異是否具統計上意義，作為治療是否有效的指標。統計值主要在於組別平均值的差別，與其標準差的大小；平均值的差異越大或標準差越小，就越容易達到統計上的意義。實驗室的研究對象（如細胞培養）同質性高，則實驗條件容易控制。動物實驗也因近親交配、基因轉殖、挑選同一年齡或同一性別的動物來做研究，使得個體差異不大。

然而，人類不僅在個體基因和體質上有差異，並且疾病潛伏期的長短、用藥的順服性、安慰劑的效應，以及其他器官疾病等因素都會影響對藥物的反應，而不易達到一致的效果。

3.前期（實驗室與動物實驗）研究的設計與臨床試驗的差異

科學家在實驗室裡的研究工作可以人為嚴格管控，經由實驗設計，去掉其他複雜的因子，而比較容易得到正面的結果。

例如：在大部分動物實驗中，腫瘤治療的藥物，不像人類是經由口服或靜脈注射，而是直接打入腫瘤內或打入腹腔，不需考慮藥物是否會到達腫瘤，因此療效也較好。

此外，動物腫瘤大多生長快速，而人類腫瘤常是慢慢長大，兩者的生物行為也不同。而且參與實驗的動物數目不會很龐大，不會如人體試驗般的動輒數百人。如果兩個第三期的隨機分配雙盲的臨床試驗均失敗，則表示此治療方式無法在人體試驗中顯示出如動物實驗中的療效，則此種治療很難被美國食品藥物管理局核准上市。

既然前期研究與人體試驗的結果有如此落差，那麼我們還要實驗室及動物研究嗎？答案是肯定的，因為我們不能直接拿人類做研究。只是我們要認清動物與人類的不同，而在研究設計上加以改善，在藥物劑量的轉換上謹慎衡量，對其療效和不良反應審慎評估，並給予合理的解釋，可見轉譯醫學的路上還有許多障礙要一一克服。

早期的抗類澱粉蛋白免疫療法，在老鼠身上以及第一期的人體試驗時並沒有不良反應，但在第二期的人體試驗時，卻有百分之六的阿茲海默症病人發生腦炎的副作用。此試驗雖然停止，但科學家們不斷地由前期研究中，改善類澱粉蛋白的免疫性，所以目前有許多相關臨床試驗正在進行。

因此，當我們在媒體上看到某種研發新藥在動物實驗有效，可能破解某種疾病之謎時，雖然充滿了期待，但對其實驗內容不需做過度的推衍。

阿茲海默症的認知藥物研發策略

臨床藥物試驗至少需進行十八個月以上，參與試驗的患者需數百甚至上千人，才能確定療效，因此不僅需要醫療人員積極投入、藥商的龐大經費，更需要患者熱心參與。

阿茲海默症是大腦退化性疾病，目前雖有乙醯膽鹼酶抑制劑，及麩胺酸受體拮抗劑兩類藥物可治療其認知障礙，但只是症狀治療，效果有限。鑑於全球老年人口急速增長，新藥的研發是當務之急。

雖然阿茲海默症的腦部病變和致病機轉已很清楚，但除了極少數的遺傳基因外，其真正病因不知，尚無法根治。因此新藥的研發策略，主要在延緩疾病的進行，可由兩大方向著手：一是致病機轉，另一個是疾病的危險因子。

致病的兩大機轉

阿茲海默症的致病機轉主要有二：大腦內類澱粉斑塊的沉積，以及神經細胞內神經纖維纏結的產生。

1. 首先，是針對類澱粉的治療策略

(1) 阻止不正常類澱粉蛋白的產生：類澱粉蛋白是由正常的類澱粉前身蛋白被β和γ分泌酶所切割下來的，抑制這兩個分泌酶即能防止類澱粉的產生。

(2) 即使產生了類澱粉蛋白，還可以抑制其聚集，使其無法形成類澱粉斑塊。

(3) 加速類澱粉蛋白，尤其是類澱粉斑塊的清除。

(4) 類澱粉蛋白疫苗：如注射少量類澱粉蛋白讓病人產生抗體，或直接注射已製造好的可對抗類澱粉蛋白的單株抗體等。

(5) 抗發炎反應：類澱粉斑塊中常有發炎細胞的聚集，可能與致病機轉有關。

抗類澱粉的藥物研發非常熱門，許多藥物都在實驗室和動物實驗上證實有效

後，進行人體試驗，不少已進入第二期、第三期的臨床試驗，但其療效都還未達到能上市的標準。有些藥物甚至在第二、三期的臨床試驗時，發現藥效與安慰劑並沒有差別而喊停。雖然如此，這類藥物的研發仍前仆後繼，蓬勃發展。

2.其次，由抑制tau蛋白過度磷酸化，或防止神經纖維的凝集著手

另一個致病機轉是神經細胞內的tau蛋白過度磷酸化，而產生神經纖維纏結，因此可由抑制磷酸化的酶或防止神經纖維的凝集著手。此類藥物的研發較少，但近年來也有藥物正在進行臨床人體試驗。

藥物治療的兩大瓶頸

治療阿茲海默症的第二個大方向，是由其危險因子著手，這方面的藥物人體試驗也不少，如抗氧化物維他命E、女性賀爾蒙、降血脂藥物等等，可惜到目前為止，在人體試驗上都還沒有證實其療效。

目前的藥物治療有兩個瓶頸：

1. 可能治療得太晚了

阿茲海默症患者腦內的類澱粉和神經纖維纏結，在發病前十幾年就已開始慢慢沉積，如果能用可以和腦內類澱粉斑結合的「類澱粉蛋白追蹤劑」，以腦部正子攝影的方式偵測出腦內是否有類澱粉斑沉積，而在發病前加以治療，效果可能會更好。

二〇一二年，美國和歐洲都已通過了第一個類澱粉斑的追蹤劑「AMYViD」上市，可用於幫忙篩選適當的病人，加入藥物試驗和幫助醫師確定診斷。

2. 從腦部病變到出現臨床症狀的時間過長

由於從腦部病變到出現臨床症狀需要超過十年的時間，所以這種針對阿茲海默症致病機轉設計的藥物，要出現臨床可見的效果，也不是幾週或幾個月就可得。

目前這類的臨床藥物試驗，至少需進行十八個月以上，參與試驗的患者需數百甚至上千人，才能確定療效，因此不僅需要醫療人員積極投入、藥商的龐大經費，更需要患者和家屬的熱心參與。

新疫苗能治療阿茲海默症嗎？

根據二〇一〇年美國「大都會人壽」對一千零七位成人的電話調查結果，顯示阿茲海默症是美國人第二害怕得到的病，僅次於癌症，甚至還排在心臟病之前！

阿茲海默症是美國人第二害怕得到的病

全球老化導致失智症人口快速增加，其中又以阿茲海默症為最。根據估計，目前全球約有三千五百萬人罹患阿茲海默症，所耗費的醫療和照護等直接成本，以及家屬因照顧病患而無法工作的間接成本非常龐大。

如果把這項成本當作一個國內生產總值（ＧＤＰ）來計算的話，在世界排名相當於第十八大經濟體，也就不難了解二〇一〇年美國「大都會人壽」對一千零七位成人的電話調查結果，顯示阿茲海默症是美國人第二害怕得到的病，僅次於癌症，甚至還排在心臟病之前！

阿茲海默症目前還不能根治，藥物治療主要是乙醯膽鹼酶抑制劑，但僅是症狀治療，且療效有限，因此阿茲海默症的藥物研發一直非常蓬勃，而近年來最被看好的是類澱粉蛋白免疫療法。

早在一九九九年，便有學者針對阿茲海默症患者腦部的主要病變「類澱粉斑」來製造疫苗，即把類澱粉蛋白注射到人體身上，以主動產生抗類澱粉蛋白抗體。但在美國和歐洲進行第二期臨床試驗時，接受類澱粉蛋白注射的三百位患者中，有百分之六發生腦炎，試驗因而終止。

後來，各家藥廠紛紛研發各種被動抗體疫苗，即把在老鼠身上產生的抗類澱粉蛋白單株抗體注射到患者身上，其中，最令人矚目的是「bapineuzumab單株抗體」。

令人矚目的臨床試驗

二〇一〇年發表的一個第二期的臨床試驗中，十九位阿茲海默症患者定期接受bapineuzumab注射，七位接受安慰劑注射，並以類澱粉蛋白正子掃描來偵測受試者腦內類澱粉沉積量的多寡，作為注射前後的比較。

結果在七十八週後，與注射安慰劑組相比，注射單株抗體這組的大腦中類澱粉量明顯減少，表示此單株抗體確實能減少腦內的類澱粉沉積。這是個振奮人心的好消息，大家都引頸期盼此單株抗體也能改善患者認知功能的報告。

研究結果讓大家好失望

然而，研發bapineuzumab的藥廠，卻在二〇一二年七月發表一則令人失望的消息：在一個第三期的臨床試驗中，美國一千一百位輕度到中度的阿茲海默症患者經追蹤十八個月後，發現注射bapineuzumab單株抗體的這組與注射安慰劑組相比，在認知功能與日常生活能力上都沒有差別，表示此單株抗體並沒有預期的療效。

但因這一千一百位患者都帶有血脂蛋白基因第四型，所以懷疑也許是因為這群人帶有此種阿茲海默症危險因子的基因型，而對bapineuzumab的反應不佳，因此還抱有一線希望。

不過緊接著在八月，藥廠又宣布另一個bapineuzumab對不具有血脂蛋白基因第四型的阿茲海默症患者所進行的臨床試驗，其結果仍然顯示此藥物對認知功能的改善沒有療效。

臨床試驗結果引發的思考

目前還有其他藥廠在研發類澱粉蛋白單株抗體方面，正進行臨床試驗，因此還不能下定論，但bapineuzumab的兩個臨床試驗失敗，不僅讓廣大的阿茲海默症患者和家屬的希望落空，對藥廠所投入的大量人力、財力和時間也是一大打擊。

更再度印證了「轉譯醫學」把實驗室的有效證據，應用到人體身上的困難度。

同時，試驗結果也讓學者重新思考，有了不同的想法。

第一個想法是：**類澱粉斑雖然是阿茲海默症患者的大腦病變，但可能不是致病機轉，也許治療方針錯了。**

這個假說若是成立，那我們多年來對阿茲海默症的致病機轉研究又回到原點，會是一大重挫。

但大部分的學者都傾向於第二個想法：**是我們治療得太晚、太遲了。**

因為等到類澱粉斑在大腦堆積到一個程度，患者出現輕度到中度的失智症狀時，對大腦的傷害已造成而難以恢復，因此應該在腦部已有類澱粉斑沉積、但未出現症狀，或尚未有類澱粉沉積且沒有症狀時，就開始治療。

然而，六十五歲以上的人，只有百分之五的機會罹患失智症，而其中有六成是阿茲海默症。也就是說，以目前的醫療科技而言，我們仍無法預知哪些人將來一定會得到阿茲海默症，而及早治療。

臨床試驗尚無定論前，最好的防範還是從生活做起

幸好，學者有因應之道。目前有三個臨床試驗正在醞釀，都是探討類澱粉蛋白免疫治療，但招募的對象不同。

第一個（DIAN）試驗：將對兩百四十位家族遺傳性阿茲海默症患者的家屬做治療，預計其中將包括六十位已知帶有遺傳基因，雖然目前沒有失智症狀，但一定會發病的受試者，以此來測試類澱粉蛋白療法是否有預防阿茲海默症的效果。

第二個（API）試驗：研究對象是哥倫比亞的三百位家族遺傳性阿茲海默症的家屬，其中一百位具有遺傳基因。

第三個（A4）試驗：試驗對象是一千五百位正常老年人，其中將包括在類澱粉蛋白正子掃描中，顯示腦內已有阿茲海默早期類澱粉蛋白沉積的病理變化，但認知功能仍正常的五百位老年人。

這些臨床試驗都需要好幾年的時間才能有結果，在那之前，最好還是要建立良好的生活方式：多動腦、多運動、清淡飲食、從事休閒活動、建立人際網絡，以及控制高血壓和糖尿病等危險因子，才能及早預防阿茲海默症的發生。

渾沌中求希望

阿茲海默症的兩大類藥物，約只能讓百分之五十的病人減緩認知功能的退化，也就是說，目前的治療方式只能「少輸為贏」，沒有變化就是好變化！

藥物治療「少輸為贏」

關於阿茲海默症，目前還沒有根治或阻止其惡化的方法，但是相關的研究從來沒有停下腳步，對於疾病的預防與緩解方式，我們也逐漸有更深入的了解。

雖然阿茲海默症的臨床症狀、病程、病理變化、致病機轉和危險因子已非常清楚，但真正病因仍不明，因此無法根治。目前阿茲海默症的藥物僅止於症狀治療，美國食品藥物管理局與台灣衛生福利部核准的藥物有兩類。

第一類是針對輕至中度患者的「乙醯膽鹼酶抑制劑」，有三種藥物：愛憶欣、憶思能和利憶靈。

第二類藥物，是針對中至重症患者的「麩胺酸NMDA受體拮抗劑」。這兩類藥物約只能讓百分之五十的病人減緩認知功能的退化，也就是「少輸為贏」。

瞄準類澱粉與tau蛋白的新藥

近年來新藥的研發設計，大多是針對阿茲海默症腦內的致病機轉，最令人矚目的是類澱粉斑，包括預防此斑的形成或去除此斑。

類澱粉斑的主要成分「類澱粉」（β amyloid），是由正常的類澱粉前身蛋白被β和γ分泌酶所切割而來。因此，抑制β或γ分泌酶是防止類澱粉斑產生的好方法。目前抑制β或γ分泌酶的藥物，都已經進展到第二期和第三期的臨床試驗，台灣也有醫院加入此類試驗。

另一個方式，是以「類澱粉疫苗」來減少類澱粉斑的量或阻止其產生。目前有十種以上的疫苗正在做人體試驗，台灣也有此類疫苗已在二〇一一年完成第一期以安全性為主的臨床試驗，目前正在規畫較大型的第二期臨床藥物試驗，預計二〇一四年就會開始執行，相信在接下來幾年內陸續會有結果報告出現。

阿茲海默症患者的大腦，另一個重要病變是神經細胞內的「神經纖維纏結」，其主要成分是過度磷酸化的tau蛋白。

Rember（methylthioninium chloride）是第一個針對此作用研發的藥物，作用是防止大腦內tau蛋白質神經纖維纏結的形成。

根據其在二〇〇八年的第二年臨床試驗，三百二十一位輕至中度阿茲海默症病人的第二期臨床試驗中，服用Rember者一年後的阿茲海默症評估量表的分數，與服用安慰劑者平均相差七分，而且服用此藥的病人在十九個月後，認知功能大多沒有明顯的衰退。

這種藥經過進一步地改良，增加人體吸收率之後，二〇一二年開始在世界各地（包括台灣）進行第三期臨床試驗中，大家都很期待最後的結果。

臨床測試的嚴謹考驗新藥物

新藥的蓬勃發展常令人振奮，但初步結果有時無法得到進一步的驗證，Dimebon就是一個例子。

Dimebon是三十年前即存在於蘇俄的一種抗組織胺藥物，後來發現它可以穩定或保護粒線體，使神經細胞較不易受到氧化壓力的傷害。

針對Dimebon，二〇〇八年完成了有安慰劑作為控制組的隨機分配雙盲試驗，為期一年，對象是一百八十三位阿茲海默症病患。服用此藥物的病人在認知功能、記憶力、日常生活事務、整體功能和行為等表現上，大多和開始時相同或者有進步，而服用安慰劑的病人則有減退的情形。

然而在二〇一〇年三月，此藥的研發藥廠公布，最近兩個在美洲及歐洲剛結束的第三期臨床試驗並未出現預期效果，療效與安慰劑沒有顯著差異。雖然數據還在進一步地分析中，但這個結果已讓許多人期待落空。

病人參與臨床試驗，促進新藥上市

近年來，不斷有新藥在實驗室或動物實驗中顯現出療效的報導，甚至被認為可能是治療的明日之星，讓大眾以為有新藥物出現，但這些藥物都還沒經過嚴謹的臨床試驗，離上市還早。

換句話說，新藥上市得經過漫長而嚴謹的過程，除了在動物試驗出現療效外，還需在動物實驗中通過毒性的測試，查明在使用超過正常劑量好幾倍的藥量時毒性如何，才能進入人體臨床試驗階段。

人體臨床試驗又要經過多個步驟，以隨機抽樣、有安慰劑作對照組，或與現有的治療藥物相比較，測試新藥的安全性、療效、副作用和適當的治療劑量。最後在大型的第三期臨床試驗證明，此新藥確實有療效以及可接受的副作用，才會被核准上市。

既然新藥不斷地研發，就需要許多阿茲海默症病患參與臨床試驗，台灣也逐漸加入這個世界潮流，但這一點涉及了病人的自主性與安全性等醫學倫理問題。不過，若要有新的更有效的藥物上市，的確是需要這些可敬的病人和家屬無私的投入，才能加快新藥上市的速度。

【附錄】失智症相關醫療、照護資源

●台灣臨床失智症學會

簡介：網站首頁有「失智症診療醫師推薦名單」。

網址：tds.org.tw

●台灣失智症協會

簡介：網站有豐富的失智症相關資源，並可做極早期失智症線上檢測。

網址：www.tada2002.org.tw

失智症關懷專線：0800-474-580（失智時，我幫您）

電話：02-33652826

Email：tada.tada@msa.hinet.net

● 失智症社會支持中心（社會支持網）

簡介：提供照護、社會福利、家屬講座等。

網址：www.tada2002.org.tw/Support.Tada2002.org.tw/default.aspx

● 天主教失智老人基金會

簡介：聖若瑟失智老人養護中心、萬華老人服務中心、失智症宣導等服務。

網址：www.cfad.org.tw

電話：02-23046716、02-23320992

Email：s8910009@ms61.hinet.net

● 中華民國家庭照顧者關懷總會

簡介：家庭照顧者支持平台，北部、台中、南投、高雄及台東皆有服務據點。

網址：www.familycare.org.tw

諮詢專線：0800-580-097（我幫您，您休息）

電話：02-25111751

Email：takecare@ms17.hinet.net

● 弘道老人福利基金會

簡介：社區照顧服務、銀髮族活動，北部、台中、彰化和高雄皆有據點。

網址：www.hondao.org.tw

電話：04-22060698（台中總會）

Email：hondao@hondao.org.tw

● 社團法人台南市熱蘭遮失智症協會

簡介：病友關懷及訪視、家屬關懷及照護技巧等活動、專業志工訓練等。

網址：www.zda.org.tw

電話：06-2226016（台南）

Email：zda2004a@yahoo.com.tw

● 行政院衛生福利部社會及家庭署

簡介：有各縣市長期照護管理中心，及各縣市政府社會局、衛生局等資源。

網址：e-care.sfaa.gov.tw

電話：02-23565577．04-22502850（台中）

國家圖書館預行編目資料

假如我得了失智症：從預防、理解到遠離，失智症權威醫師教你從此不再害怕它！／王培寧．劉秀枝著. ——初版. ——臺北市：寶瓶文化, 2014. 02
面；　公分. ——（Vision；114）
ISBN 978-986-5896-61-4（平裝）
1. 失智症 2. 阿茲海默氏症 3. 健康照護

415. 934　　103000335

寶瓶 AQUARIUS

Vision 114
假如我得了失智症——從預防、理解到遠離，失智症權威醫師教你從此不再害怕它！

作者／王培寧．劉秀枝

發行人／張寶琴
社長兼總編輯／朱亞君
副總編輯／張純玲
主編／丁慧瑋　編輯／林婕伃
美術主編／林慧雯
校對／丁慧瑋．陳佩伶．賴逸娟．王培寧．劉秀枝
營銷部主任／林歆婕　業務專員／林裕翔　企劃專員／李祉萱
財務／莊玉萍
出版者／寶瓶文化事業股份有限公司
地址／台北市110信義區基隆路一段180號8樓
電話／(02)27494988　傳真／(02)27495072
郵政劃撥／19446403　寶瓶文化事業股份有限公司
印刷廠／世和印製企業有限公司
總經銷／大和書報圖書股份有限公司　電話／(02)89902588
地址／新北市新莊區五工五路2號　傳真／(02)22997900
E-mail／aquarius@udngroup.com

法律顧問／理律法律事務所陳長文律師、蔣大中律師
如有破損或裝訂錯誤，請寄回本公司更換
著作完成日期／二〇一三年十一月
初版一刷日期／二〇一四年一月二十四日
初版九刷日期／二〇二四年四月十一日
ISBN／978-986-5896-61-4
定價／三三〇元

AQUARIUS 寶瓶 文化事業

愛書人卡

感謝您熱心的為我們填寫，
對您的意見，我們會認真的加以參考，
希望寶瓶文化推出的每一本書，都能得到您的肯定與永遠的支持。

系列：Vision 114　**書名：假如我得了失智症**

1. 姓名：＿＿＿＿＿＿＿＿　性別：□男　□女

2. 生日：＿＿年＿＿月＿＿日

3. 教育程度：□大學以上　□大學　□專科　□高中、高職　□高中職以下

4. 職業：＿＿＿＿＿＿＿

5. 聯絡地址：＿＿＿＿＿＿＿＿＿＿＿＿＿＿＿＿＿＿＿＿＿＿

   聯絡電話：＿＿＿＿＿＿＿＿　手機：＿＿＿＿＿＿＿＿

6. E-mail信箱：＿＿＿＿＿＿＿＿＿＿＿＿＿＿＿＿

   □同意　□不同意　免費獲得寶瓶文化叢書訊息

7. 購買日期：＿＿ 年 ＿＿ 月 ＿＿日

8. 您得知本書的管道：□報紙／雜誌　□電視／電台　□親友介紹　□逛書店　□網路
   □傳單／海報　□廣告　□其他

9. 您在哪裡買到本書：□書店，店名＿＿＿＿＿　□劃撥　□現場活動　□贈書
   □網路購書，網站名稱：＿＿＿＿＿＿　□其他＿＿＿＿＿

10. 對本書的建議：（請填代號　1. 滿意　2. 尚可　3. 再改進，請提供意見）

    內容：＿＿＿＿＿＿＿＿＿＿＿＿

    封面：＿＿＿＿＿＿＿＿＿＿＿＿

    編排：＿＿＿＿＿＿＿＿＿＿＿＿

    其他：＿＿＿＿＿＿＿＿＿＿＿＿

    綜合意見：＿＿＿＿＿＿＿＿＿＿＿＿＿＿＿＿＿＿＿＿＿＿＿＿＿＿

11. 希望我們未來出版哪一類的書籍：＿＿＿＿＿＿＿＿＿＿＿＿＿＿＿＿

讓文字與書寫的聲音大鳴大放

寶瓶文化事業股份有限公司

（請沿此虛線剪下）

廣 告 回 函
北區郵政管理局登記
證北台字15345號
免貼郵票

寶瓶文化事業股份有限公司　收

110台北市信義區基隆路一段180號8樓

8F,180 KEELUNG RD.,SEC.1,

TAIPEI.(110)TAIWAN R.O.C.

（請沿虛線對折後寄回，或傳真至02-27495072。謝謝）